眠る投資

ハーバードが教える世界最高の睡眠法

Kanata Tanaka
田中奏多
東京TMSクリニック院長

ACHIEVEMENT PUBLISHING

眠る投資

ハーバードが教える世界最高の睡眠法

田中　奏多
東京ＴＭＳクリニック院長

ACHIEVEMENT PUBLISHING

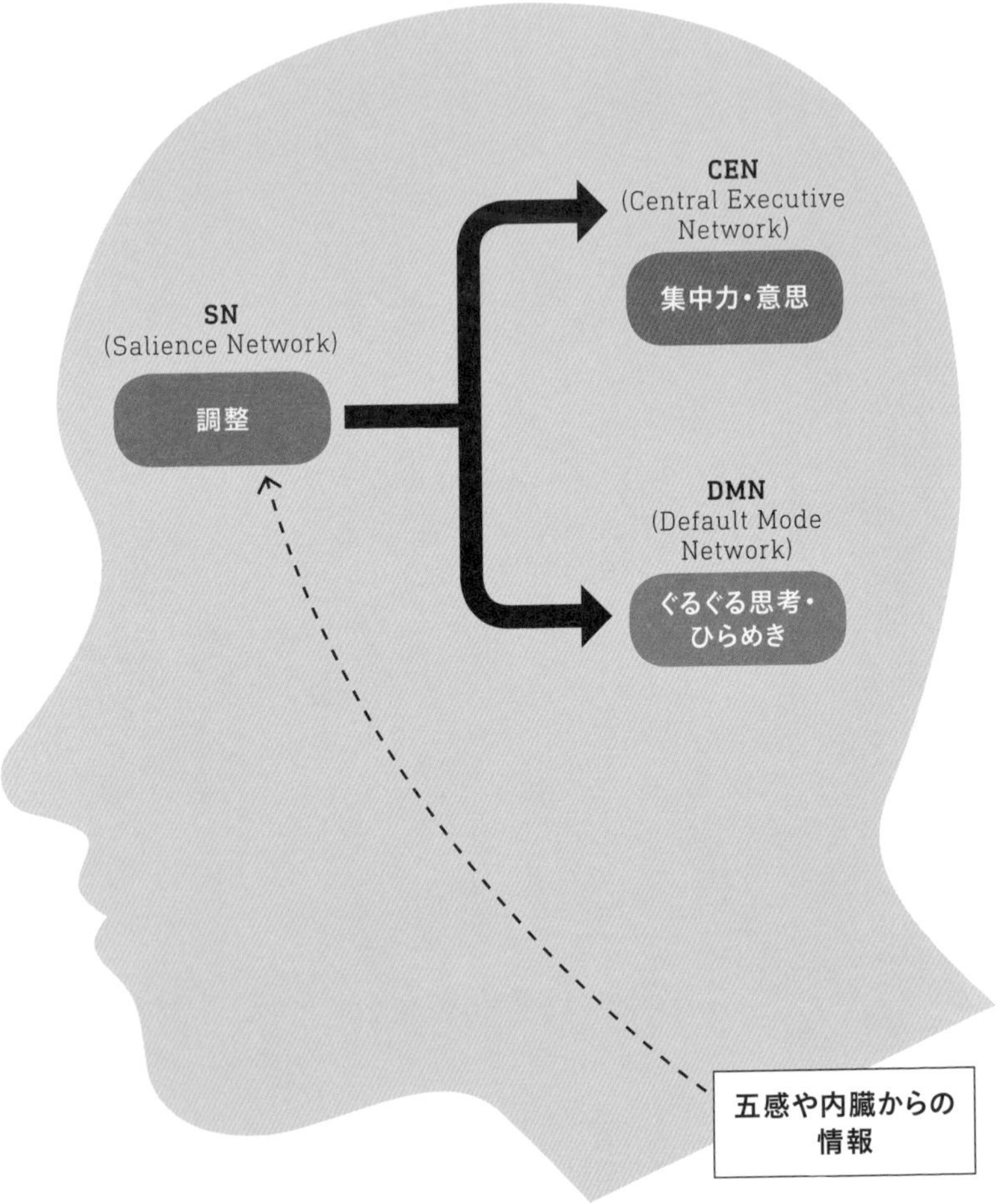

パフォーマンスの鍵は
脳の神経ネットワーク調整

DMN
(Default Mode Network)

が活性化すると
ぐるぐる思考・不安・うつ

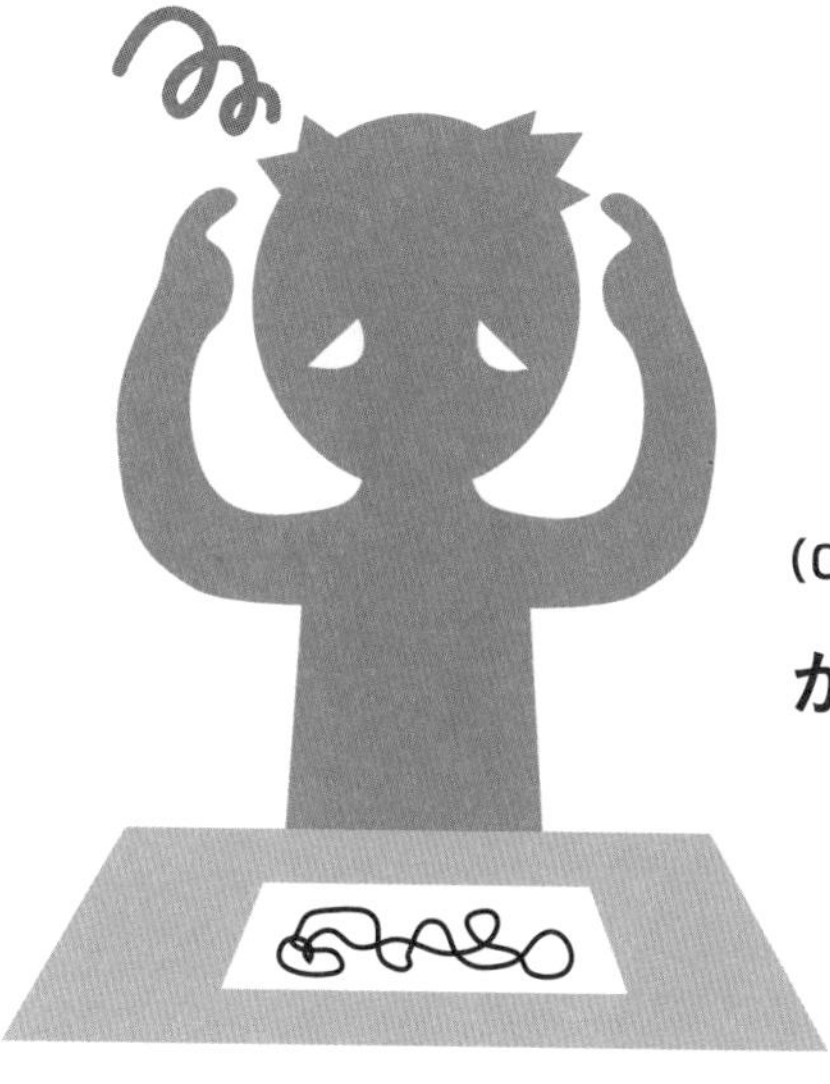

CEN
(Central Executive Network)

が活性化すると集中・
パフォーマンスUP

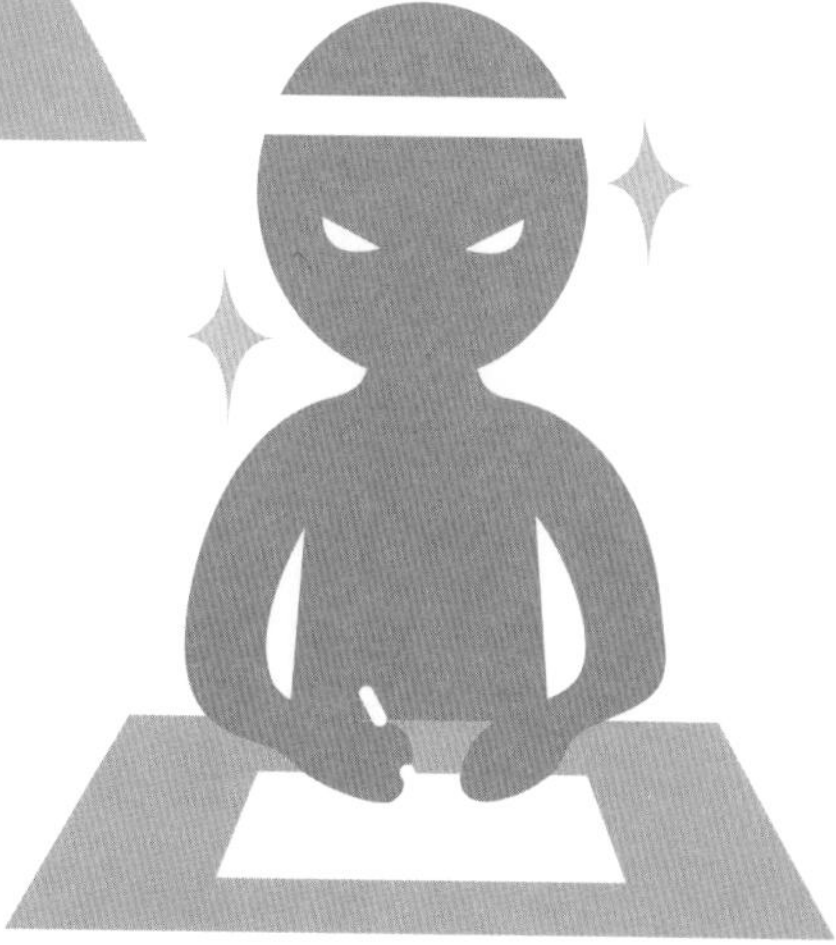

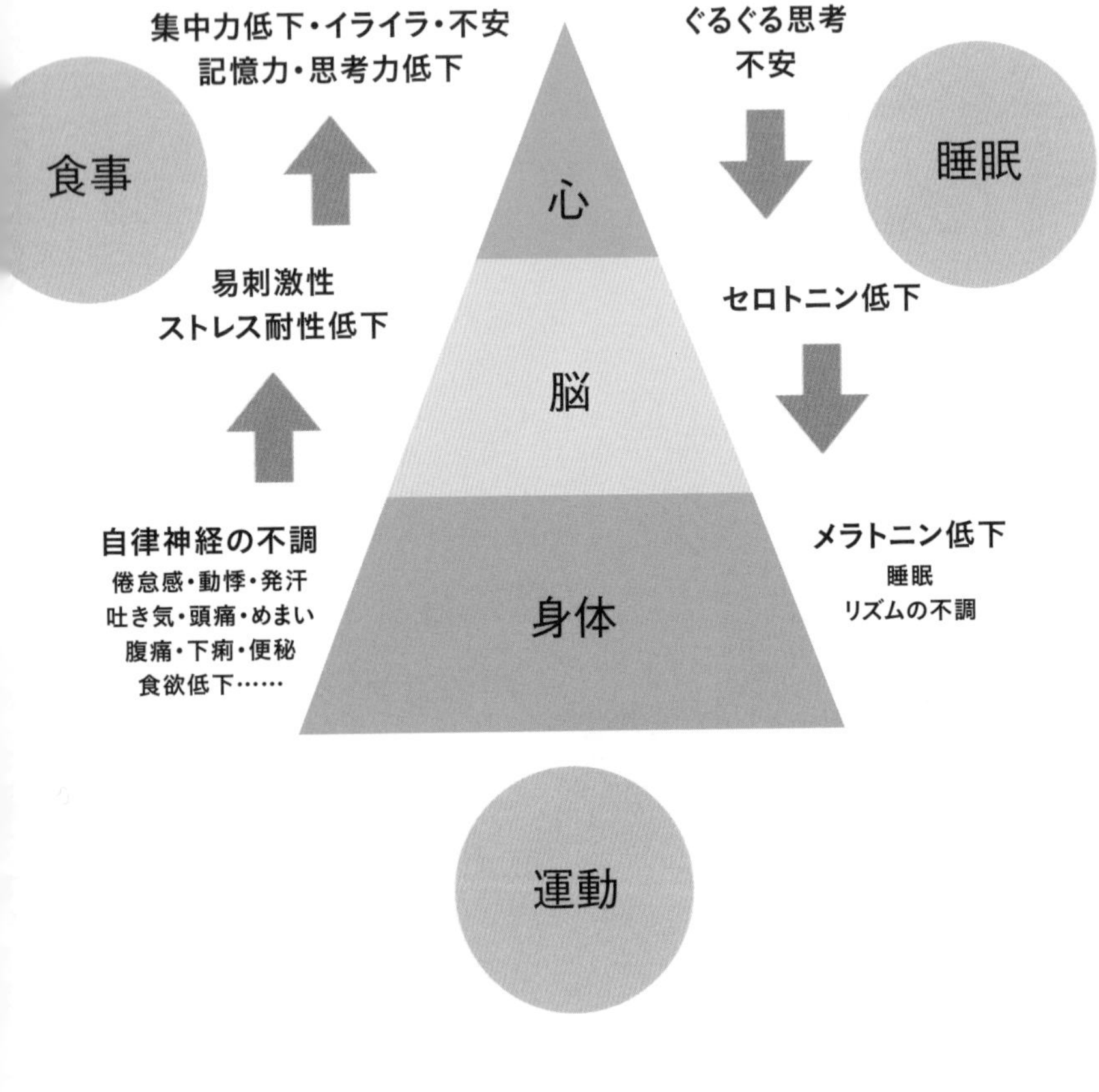

睡眠・食事・運動の
3つを整えることで
心・脳・身体のバランスがとれる

眠る投資1　睡眠

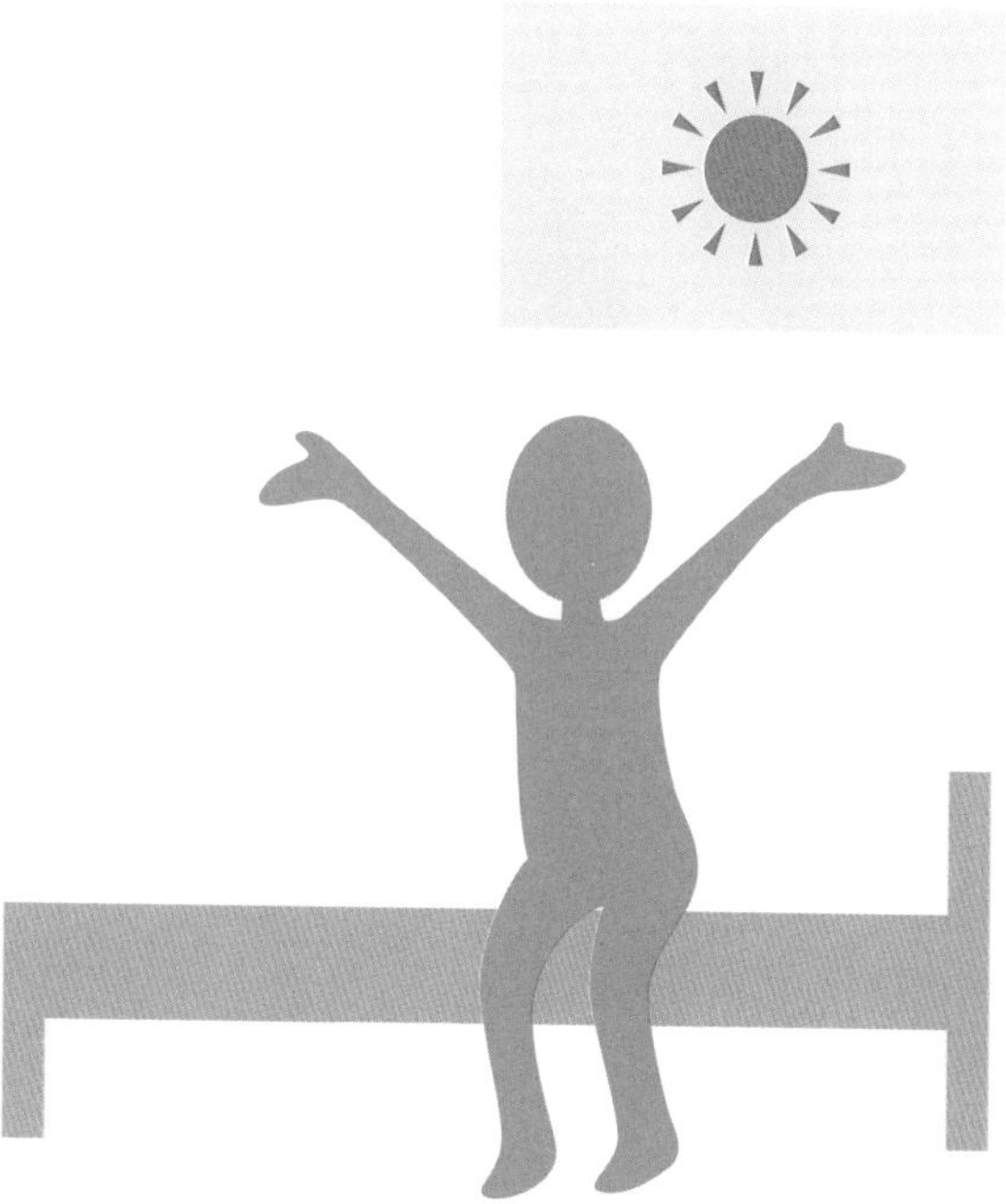

あらゆる不調は睡眠から表れる
睡眠リズムを整えることで
ストレスに負けない健康体になる

眠る投資2　食事

トリプトファンの多い食品

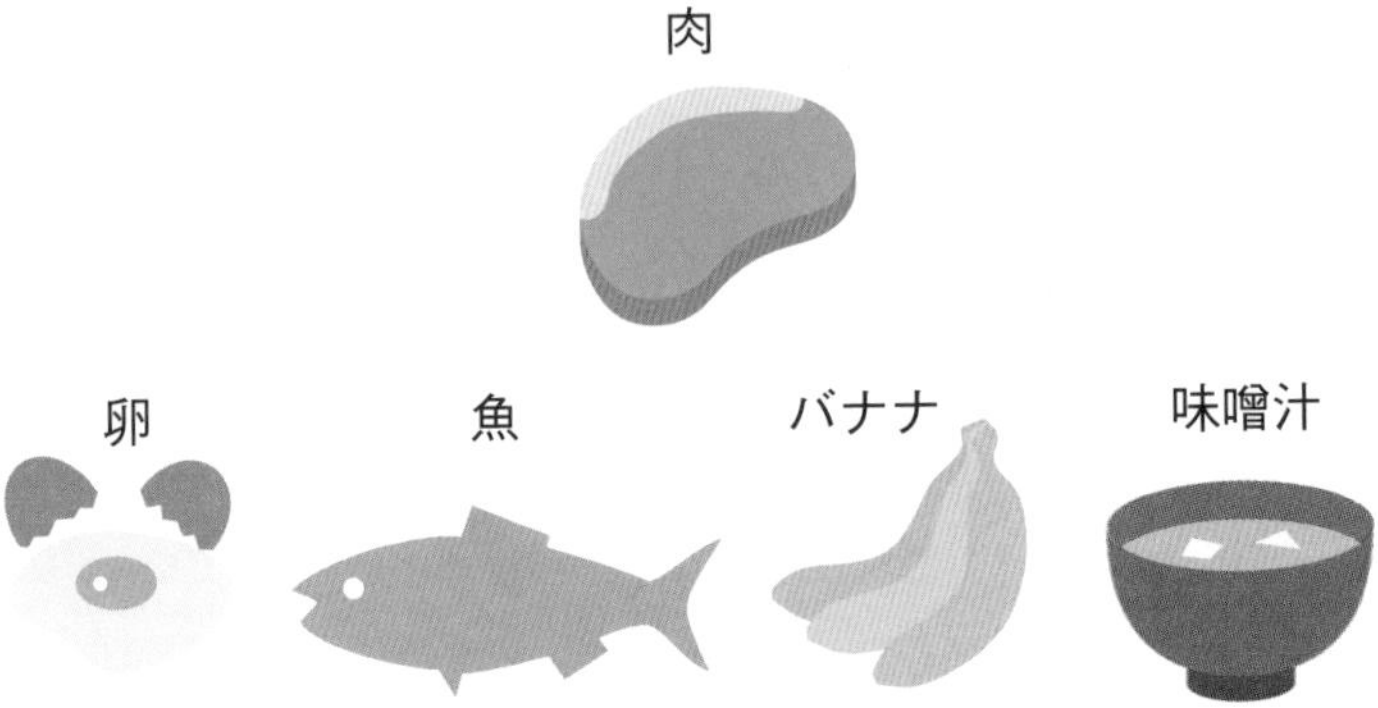

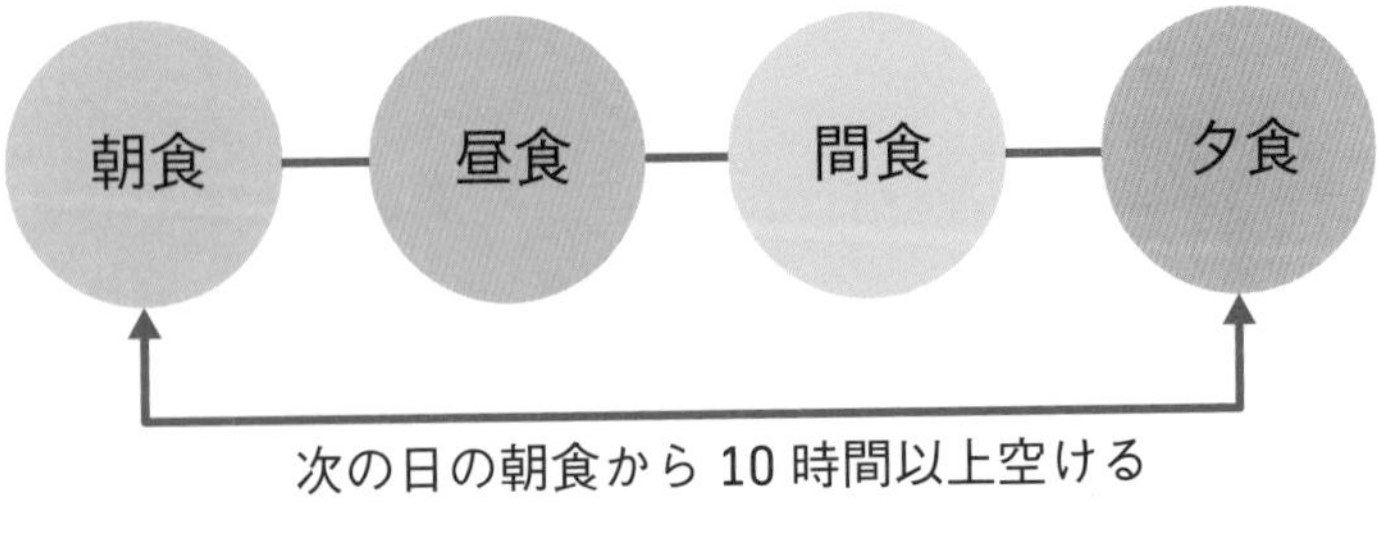

メラトニンのもとになる
トリプトファンの豊富な食品を
体温の日内変動に合わせて分割食でとる

眠る投資3　運動

15秒マインドフルネス

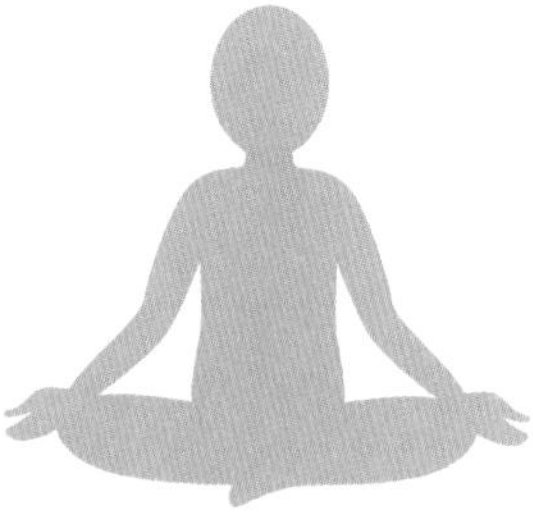

朝夕15分の早歩き

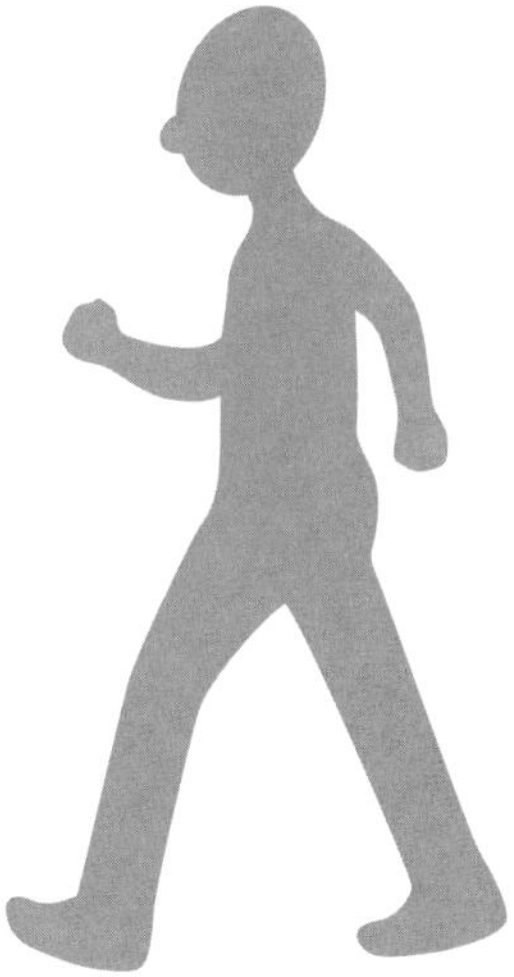

肩ストレッチ

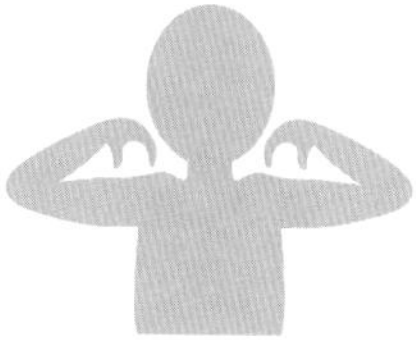

22.5Ex/週以上をめざせば
セロトニンが分泌されて
脳内の神経ネットワークも整う

序　章

あらゆる不調は睡眠から表れる

日本ほど睡眠に関心が高い国はありません。テレビ番組や雑誌、ウェブ記事など、「睡眠特集」は年齢や季節、ブームにかかわらず身近に溢れています。

一方、海外の学校や職場でおこなわれる「睡眠教育」は、日本にはあまり浸透していません。睡眠の問題に最前線で取り組むお医者さんも、医学部で学ぶのは睡眠の病気や睡眠薬の治療がメインとなり、睡眠と日常生活のパフォーマンスがどのようにかかわるのか、どのように日常生活を工夫すると睡眠の質が高まるのかという睡眠教育はほとんどうけません。

近年、健康経営の考え方が広まり一部の企業では、新入社員研修や管理職研修として睡眠教育が取り入れられつつあります。産業医としてわたしも睡眠教育の研修をおこなっていますが、体調の良し悪しにかかわらず働く人たちは「睡眠が大事、改善したい」と問題意識を強くもっていると現場で実感しています。

しかしながら、多くの方は睡眠の基礎や上手に睡眠をとる方法を学ぶ機会がなく、睡眠が不調になると病院に駆け込み、睡眠薬で解決しようとすることも少なくありません。睡眠薬は短期的にはとても役立ちますが、どのように自分の睡眠力を取り戻すのかの睡眠教育がされないまま睡眠薬を飲みつづけると、睡眠薬が手放せない状態になるケースもみられています。

睡眠のコツを実行するだけで、脳のパフォーマンスは上がります。さらに、メンタル不調になりにくい心身をつくることにもつながるのです。

「早寝、早起き、毎食同じ時間に栄養バランスのとれた食事、定期的な運動、残業がない生活」の理想的な生活はあるにしろ、忙しい日々を過ごす多くの人にとっては現実的ではありません。誰だって仕事が忙しいときも、イベントで夜更かしをするときも、おいしいものを食べすぎてしまうときもあるのです。

忙しくても、パフォーマンスが落ちない人は何が違うのか？

忙しくても成果を出しつづける人は、**正しい心身のリズムづくりと正しいリカバリー方法を知っているのです。**心身のリズムが崩れない生活を無意識でもできるようにベースとなる生活を習慣化し、リズムが乱れやすいときには大きく崩さないための適切な調整をしているのです。

日常生活では気づかず**自覚できない心身の不調が最初に現れるのが睡眠**です。寝つきが悪くなる、夢をたくさん見る、起きても疲れが取れない……。こうした夜の睡眠の兆候は気づくものの、**睡眠の乱れによる日中のパフォーマンス低下は最初に自分では意識できない**ことも報告されています。

働く人のかつての不眠は、「24時間働けますか?」の時代にみられた過大な目標達成や強い心理的ストレスで、睡眠時間が確保できないことで起こっていました。

しかし、近年は自分から夜更かしをして、不眠につながるケースが広い年齢層でみられます。平日の夜更かしによる寝不足を解消するために、週末がお寝坊となる。平日の睡眠不足に加え、休日の生活リズムの不規則化がさらに身体のリズムを乱し、不眠につながっています。

睡眠時間とうつ状態の関係を分析した報告では睡眠時間が6時間以下でも、9時間以上でもうつ状態となる傾向にあることが明らかになりました。つまり、**単純に長く**

す。**眠ればよいというわけではない**のです。また、このような質問もよく診察で聞かれます。

「睡眠は90分サイクルで起きた方がいいですか?」
「1日45分でも快眠できる短時間睡眠方法ってどうやるんですか?」

このような睡眠法を提言されている方もいらっしゃいますが、睡眠のリズムは年齢、性別、季節によっても異なり、これらの睡眠法が体質的に合わない人もおり、すべての人に合うわけではありません。

ビジネスパーソンの心の診療をしていると、生活習慣をきっかけとした心の不調、「生活習慣病としてのうつ」のケースを多くみます。睡眠などの生活習慣の乱れがパフォーマンス低下につながり、仕事に集中できず成果が出ない。イライラしやすくなり、人間関係が悪くなる。心身の不調で脳のパフォーマンスが低下し、身体も心も疲れきってしまっているのです。

パフォーマンスを支える脳ネットワーク

睡眠リズムの乱れは昼間の集中力・反応力の低下につながります。ミスが多い、朝起きられない、倦怠感、やる気が起きない、ブレインフォグと呼ばれる頭にモヤがかかった状態はうつ病の方だけでなく、ハードに働くビジネスパーソンにも多くみられる症状です。

わたしは**ハーバード大学で、こうしたパフォーマンスの低下が脳のネットワーク異常によって引き起こされている**ということを学びました。

何かに集中しているときは「意思」のネットワーク**CEN**（Central Executive Network）が働いている状態です。別名ワーキングメモリーネットワークと呼ばれています。

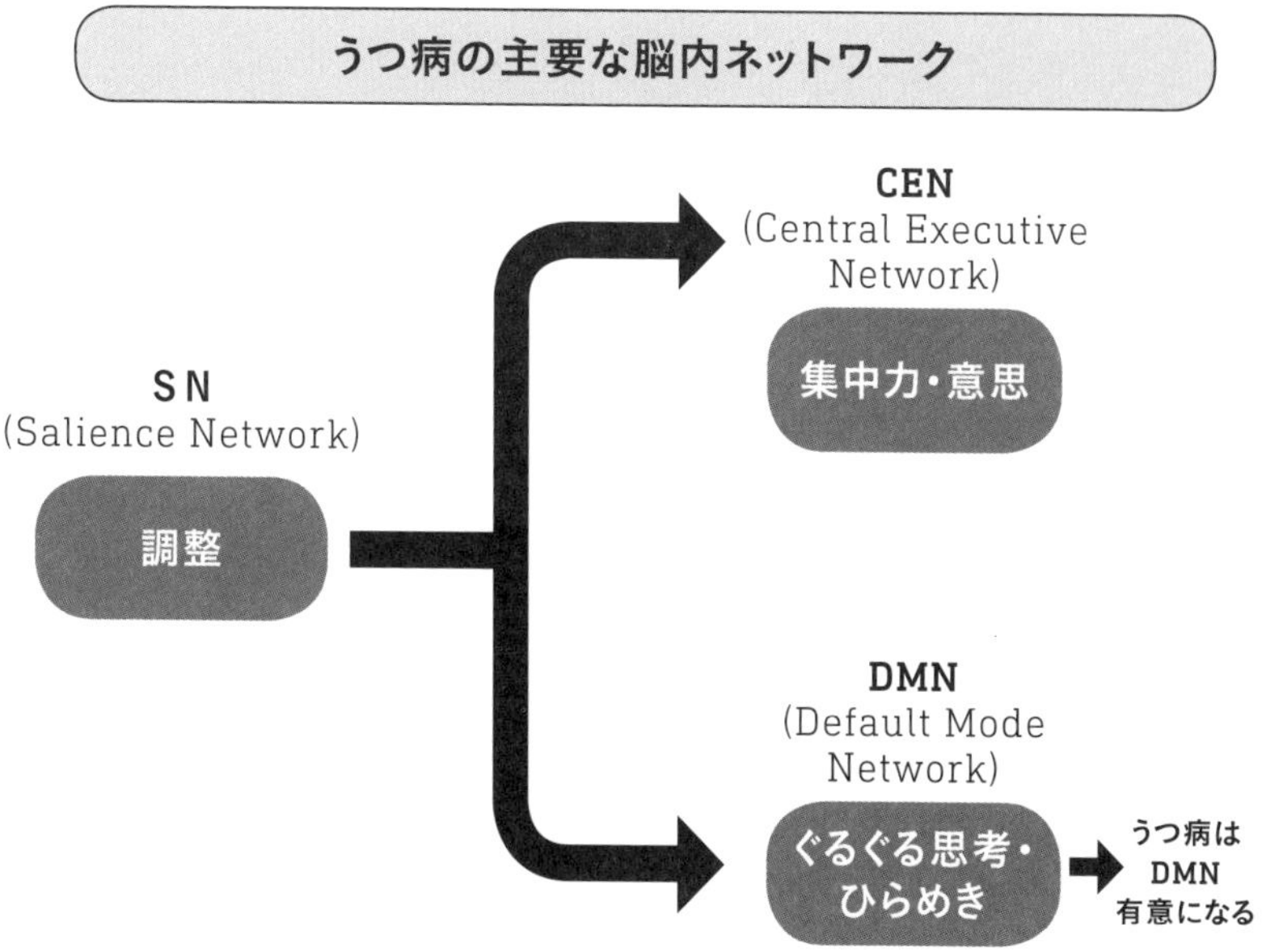

CENとシーソーのような関係にあるのが**DMN**(Default Mode Network)です。DMNは、ぼーっと考え事をしていたり、記憶を整理したり、ひらめくときに働いているネットワークです。

CENが活性化しているときにはDMNは抑制され、CENが抑制されているとDMNは活性化します。

不安障害、慢性疲労症候群、摂食障害、発達障害のひとつであるADHDなどの病気はDMNの脳ネットワーク異常とのかかわりが明らかになっています。

このCENとDMNを調整するのが**SN**(Salience Network)です。

これは顔の動き、胃や腸などの消化管、自律神経系、免疫、運動などの身体の情報を脳に伝え、脳ネットワークの切り替えをおこなっています。

SNにより身体の情報から脳が調整され、「満腹で眠くなる」「お腹が空いてイライラする」などの心の反応が起こるのです。

これだけみると「DMNは悪者！」と思うかもしれませんが、クリエイティブな仕事に必要な「ひらめき」をDMNは司ります。DMNを抑制しようとするのではなく、**CENとDMNの切り替えをうまく調整する。SNを上手に使う**ことが仕事に必要な脳パフォーマンスを適切に発揮するために必要なのです。

「心が折れる」のはなぜ？

心身の疲れを感じるときには、SNは疲れた身体の状態を「意識化」することでブレーキをかけます。

しかし、疲れを感じても、仕事を終わらせるまで無理をしたり、徹夜で作業できるのは、「疲れた……でもあとちょっと、がんばろう！」という意思の力です。これにはCENが働いています。

疲労感を感じながらも、実行系であるCENを働かせて心身の疲れを無視し続けると、SNがうまく働かなくなり、ネットワークの調整ができなくなります。

扁桃体が含まれるSNは「身体」の情報を大脳皮質に伝えています。一方、CENの大脳皮質はSNに「脳（意思）」の情報を伝えます。

これらは相互に情報を伝え合いますが、CENからSNのつながりよりも、SNからCENへのつながりの量のほうが多いので、**「身体（SN）」からの情報のほうが、「意思（CEN）」よりも強く反映されやすいという脳の仕組み**があるのです。

意思によって心身を酷使しすぎると、SNがうまく機能しなくなります。脳ネットワークの調整ができなくなり、DMN内の結合が強くなると、ぐるぐる思考が止まらなくなってうつ状態になります。

仕事のことをずっと考えていたり、勉強を続けていると頭がぼーっとしてきますよね？ あの状態がずっと続くのがうつ状態です。

ＤＭＮが過剰に働いている状態は、目の前で集中しなければならないことがあっても、「あの方法はどうか？」「どうすればよかったのだろう？」「将来的なリスクは？」と、過去や未来に思考が分散されてしまい、今に集中できなくなります。

過去の後悔や未来の不安、頭にモヤがかかった状態から抜け出せず、情動の抑制ができなくなり、イライラや不安がつのり、自分で自分の気持ちがコントロールできなくなる。「意思」により頭を働かせようとしてもうまく心身をコントロールできない状態になります。これが「心が折れる」という状態です。

現代医学では、これらの脳ネットワークを磁気により調整することができます。聞き慣れないかもしれませんが、ＴＭＳ治療（Transcranial Magnetic Stimulation：経頭蓋磁気刺激法）といい、ＣＥＮのＤＬＰＥＣ（背外側前頭前野）を刺激することでＤＭＮ内の結合、ＳＮとＤＭＮの結合など脳ネットワークを調整します。

世界では10年前から、ＴＭＳ治療はうつ病のスタンダードな治療となっていました。

わたしがＴＭＳ治療を学んだハーバード大学では病気の人だけでなく健常人に対し、認知を調整するＴＭＳ治療の研究がおこなわれています。

このＴＭＳ治療でおこなう脳の調整を自分で実践するのが**眠る投資**です。わたしが共同開業した「ベスリクリニック」（Better Sleep Better Life）では働く人のためのパフォーマンス向上・メンタル強化のためにＴＭＳ治療に加え、睡眠外来を含めた治療をおこなっています。

睡眠は毎日積み重なるからこそ、投資としての睡眠と、そうではない睡眠に大きな差が生まれます。**つみたて投資**のように、投資としての睡眠は１日だけでなく、１週間や１ヵ月、１年と長くなればなるほど効果を発揮します。

投資は投資期間が長いと、一時的に相場が下落しても慌てずに中長期的な視点でかまえることができます。同じように投資としての睡眠も、投資期間が長いことで安定した心身のリズムができるので、一時的に睡眠が乱れてもリカバリーもしやすく、高いパフォーマンスの発揮へ備えることができるのです。

反面、**レバレッジをかけすぎない**ことも重要です。無理して徹夜を続けたり、リカバリーをしようと休日がお寝坊気味になるなど、乱れたリズムが積み重なると身体はそのリズムに同調し、どんどん調子が悪くなるのです。

投資としての睡眠は「夜」の睡眠だけでなく、「日中」の食事の内容、タイミング、運動などの身体の動かし方、仕事での脳の使い方がかかわります。

仕事が忙しすぎて睡眠が乱れがちになるビジネスパーソンでも、睡眠、食事、運動、働き方に投資を分散することでパフォーマンスの維持ができるようになるのです。

健康経営が注目される今、ビジネスパーソンにとっても睡眠の教養は不可欠です。いい睡眠はいい人生をつくります。この本があなたの人生にとってひとつのきっかけになるように。投資としての睡眠をお伝えします。

眠る投資　ハーバードが教える世界最高の睡眠法　目次

第3章 究極の眠る投資① ―睡眠法―

第4章

究極の眠る投資②　―食事―

第5章 究極の眠る投資③ ―運動―

第6章 究極の眠る投資④ ―脳の使い方―

第 1 章

いい睡眠がいい人生をつくる

同じインプットでもアウトプットが変わる

いつもは許せることでも、なぜかイライラして許せない。腹の虫がおさまらない……。こんな経験はありませんか？

家族が洋服をソファに脱ぎっぱなしにしている。お皿を洗わずに置きっぱなしにしている。朝、家を出るときにゴミ捨てを頼んだのに忘れている。

普段は「仕方ないなぁ……」と許せるものが、お腹が空いているときや仕事で疲れていたりすると、小さなことなのに、つい感情が昂ぶり相手に当たってしまいます。

同じインプットでも、どうしてアウトプット（感情や思考などの心の状態）が変わりイライラ、ソワソワしてしまうのか？

その秘密は脳のネットワークにあります。

集中力のCENとぐるぐる思考のDMN、この2つの脳ネットワークを調整しているのがSNだと述べました。顔や全身の動き、内臓からの情報が前帯状回皮質や島などのSNに伝わり、脳のネットワークが調整されています。

つまり、身体の変化が脳へ伝わり、脳の状態が変化することで心の状態が左右されるのです。身体、脳、心はすべて連動しています。どこか1ヵ所が崩れると、連動してほかの部分も崩れてしまいます。これを示したのが次ページの「ベスリの三角」です。

DMNの結合が強くなり、ぐるぐる思考や不安が強い状態では、脳内で幸せホルモンの**セロトニン**が消費されています。抗うつ薬の中には、セロトニンを増やして抗うつ効果を発揮するものもあります。セロトニンは夕方以降、睡眠や身体のリズムに関係する**メラトニン**に変わります。

セロトニンが消費されると、メラトニンが低下し、睡眠や身体のリズムが乱れます。睡眠や身体のリズムが乱れると、自律神経の中枢がある脳幹部の働きが崩れ、自律神経失調症のような動悸、めまい、頭痛、吐き気、疲労感など多様な症状が起こります。

ベスリの三角

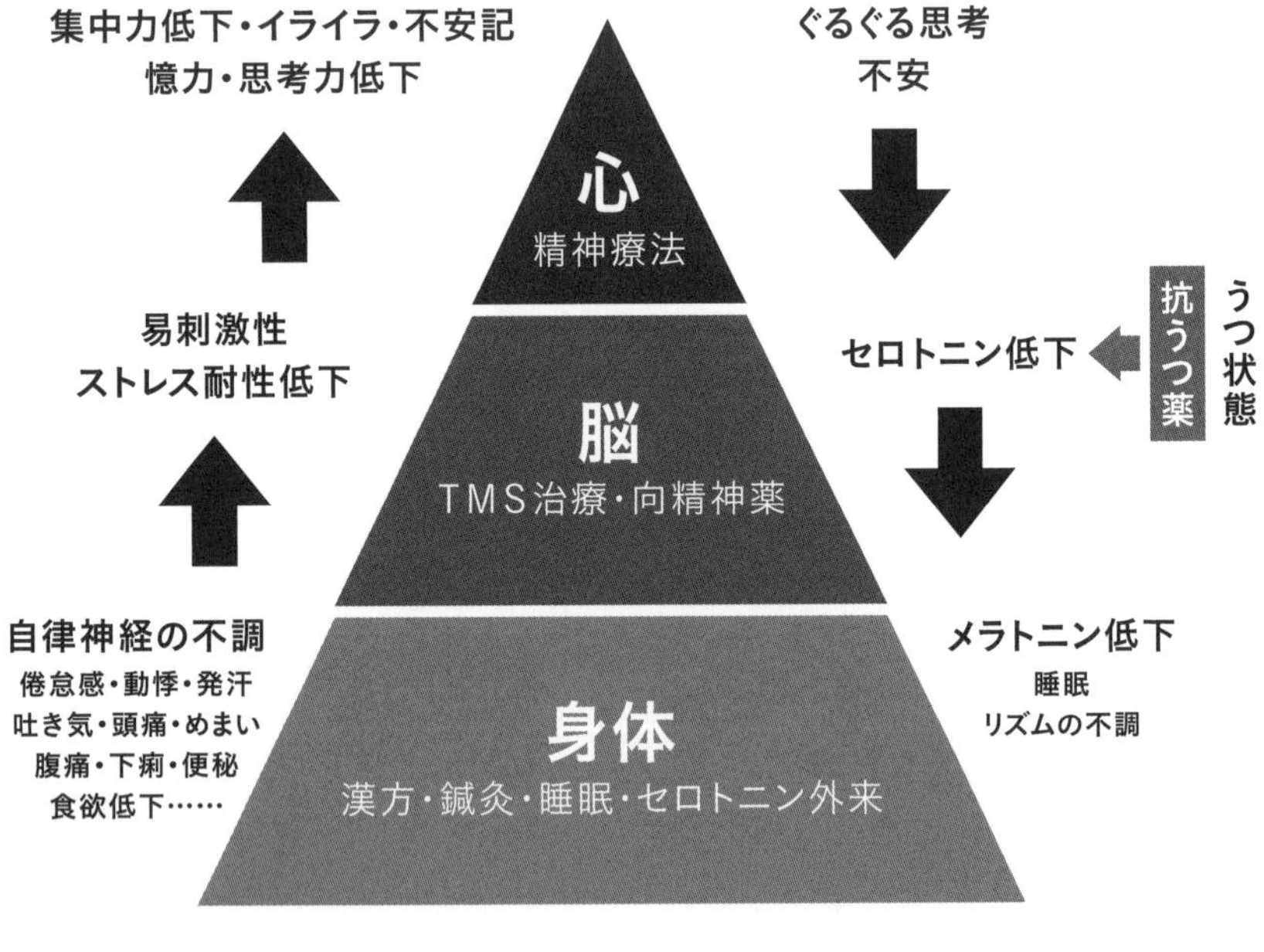
集中力低下・イライラ・不安記
憶力・思考力低下
ぐるぐる思考
不安
心
精神療法
易刺激性
ストレス耐性低下
セロトニン低下
抗うつ薬
うつ状態
脳
TMS治療・向精神薬
自律神経の不調
倦怠感・動悸・発汗
吐き気・頭痛・めまい
腹痛・下痢・便秘
食欲低下……
メラトニン低下
睡眠
リズムの不調
身体
漢方・鍼灸・睡眠・セロトニン外来

身体が崩れると脳が崩れ、易刺激性になり、ストレス耐性が低下し、集中力が低下したり、イライラしたり、不安になりやすくなったりと心の不調につながります。

これが繰り返されることでDMNの結合は強くなり、仕事の集中力が低下したり、会話をしていたのに何を話していたのかわからなくなったり、適切な言葉が出にくくなったり、前と同じ仕事なのにはかどらなかったりと、さらにぐるぐる思考になりやすくなり、消耗していきます。

心の波と身体の波

人生には受験、就活、仕事、友情、恋、結婚、出産、子育て、出会い、離別など自分ではコントロールできないさまざまなイベントがおこります。うれしいイベントもあれば、安らぐイベントもあり、楽しいとき、不安なとき、寂しいとき、悲しいとき、生きているかぎり色々な感情を味わいます。

人間には心の波と身体の波があり、心の波と身体の波は連動しています。たとえば睡眠が不足すると、ちょっとしたミスでも大きなミスに感じます。睡眠が整っていると、多少の失敗も「次はどうすればいいだろうか？」と切り替えられます。身体の波が安定していると、心の波も安定しやすくなります。

心の波は自分ではコントロールできません。

いつもポジティブな自分を見せたい、嫌なところはさらしたくないとネガティブな感情を無理になかったことにしようと、感情や思考を抑制し続けると、いつか爆発します。自分でコントロールできるのは**身体の波**です。

「ランチをドカ食いしてしまった」「忙しくて睡眠時間がない」というような身体の波があるときは「夜ごはんはサラダとスープだけにしよう」とか、「明日は3時間しか眠れないから、今日は少し早めに寝よう」など、身体の波を落ち着けるポイントをおさえると、身体の波に心の波が引きずられにくくなります。

身体の波が安定しているかを確認するいちばんの指標が**睡眠**です。わかりやすいのは**起きてから3〜4時間後に眠気がないか、さわやかに頭が働いているかどうか**が目安となります。身体のリズムが整っているときは、この時間帯に脳の働きがいちばんよくなります。この時間に集中する仕事を入れることで作業能率も上がります。ここで眠気を感じたり、頭がぼーっとする症状があると要注意です。

わたしの場合も色々なお仕事の機会をいただけて月曜日から日曜日まで週7日、毎日お仕事のときもあります。1週間ずっと働いていると、「身体を壊しませんか?」と聞かれることも多いです。ただ、仕事があることで起きる時間が一定となり身体のリズムが崩れにくいことから、そこまで大きな影響は今のところありません。

反対に仕事がないと体調を壊す人がいます。コロナウイルスの緊急事態宣言後、外出自粛による生活リズムの変化、人間関係の在り方や労働環境の変化から、「朝起きられない」「やる気が出ない」「自分らしくなく落ち込んでしまう」「コロナうつではないか?」という相談が多くなりました。

「コロナうつ」の正体は「低活動性のうつ」です。確かに人間関係が変わったり、未来の不安があったり、経済的な問題もありますが、とくに強く不調を感じていた人は共通して生活リズムが崩れていました。

夜更かしをすると、朝起きる時間も、朝ごはんの時間も遅くなり、朝の光を浴びな

コロナうつは低活動性のうつ

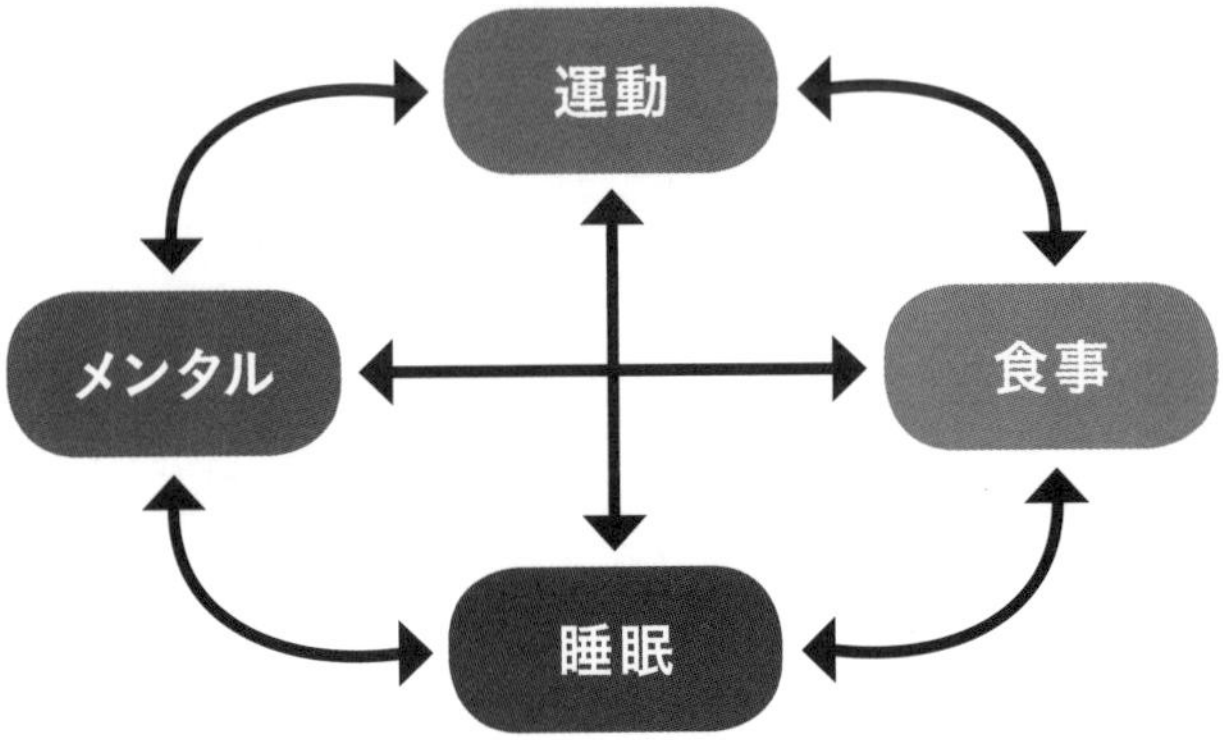

運動、食事、睡眠、メンタルが相互に不調になりやすい

くなったり、朝ごはんがお昼ごはんになったりして中枢と末梢の身体のリズムが乱れやすくなります。

身体のリズムが乱れると、やる気が出なくなり、日中は外に出る気力がなくなる。外出自粛もあり、外に出ないので身体が疲れず眠れない、さらに夜更かしをする。睡眠リズムが崩れて食欲もなくなる。だんだんと食事、運動、睡眠、メンタル、すべてが低活動になる悪循環を辿ります。

子どものころ、冬休みや夏休みにお寝坊、夜更かしになりませんでしたか？　人間の体内時計は24時間以上あるので、放っておくと自然に夜更かし、お寝坊になっていきます。

緊急事態宣言による生活の変化は突然「大人の春休み」となった状態と言えます。「長いお休み」の「上手な休み方」を知らず、意図せずに生活が崩れがちになり、身体のリズム変化から心身不調となってしまうのです。

同じことは休職者にも起こっています。長期化した休職者のなかには、休職中の過ごし方が原因で休職期間が長引いた方も多くいらっしゃいます。休職の際、多くの医療機関や企業では「ゆっくり休んでくださいね」とお声がけしますが、一般の人にとって「ゆっくり休む」＝「寝る」とつながってしまうことが多いです。

風邪など急性期の感染症は寝て治すでもいいのですが、心の不調時は、「復職をめざして働ける状態に治す」ことが最終目標として必要です。

もちろん、最初の寝て治すフェーズが必要な人もいます。しかし、1ヵ月間ずっと寝たきりになってしまうと、昼夜逆転して朝が起きられなくなります。

高齢者が寝たきりになるとＡＤＬ（日常生活動作：Activities of Daily Living）が下がるのと同じように休職者も、体力、気力が落ち、すぐに疲れてしまう状態になり、働ける状態からさらに離れてしまいます。

このように**生活が乱れると、戻すのに2倍の時間がかかります。**休職が長期化したり、再発を繰り返してしまうケースは、上手な休み方を知らずに、生活リズムが整っていない方が多い印象です。

睡眠不足はほろ酔い状態と同じ

お酒に酔うと、楽しくなったり、悲しくなったり、反応性が鈍くなり怪我をしたりすることもあります。最近はパイロットの飲酒問題が話題になりました。勤務前のアルコール検査でアルコールが検出され懲戒解雇にまで発展し、大きなニュースとして報じられました。

医療現場では当直の翌日まで仕事があることも多く、36時間勤務というのも珍しくありません。お酒を飲んで出勤したら、服務規程違反になりますが、寝不足は何も言われません。

しかし、**睡眠不足はほろ酔い状態と同じくらい覚醒度が低下します。**目覚めてから17時間が経つと、日本酒1合を飲んだ程度まで脳の反応性が低下し、ミスが起こりや

図：血中アルコール濃度と連続覚醒時間，および平均相対作業能力との関係

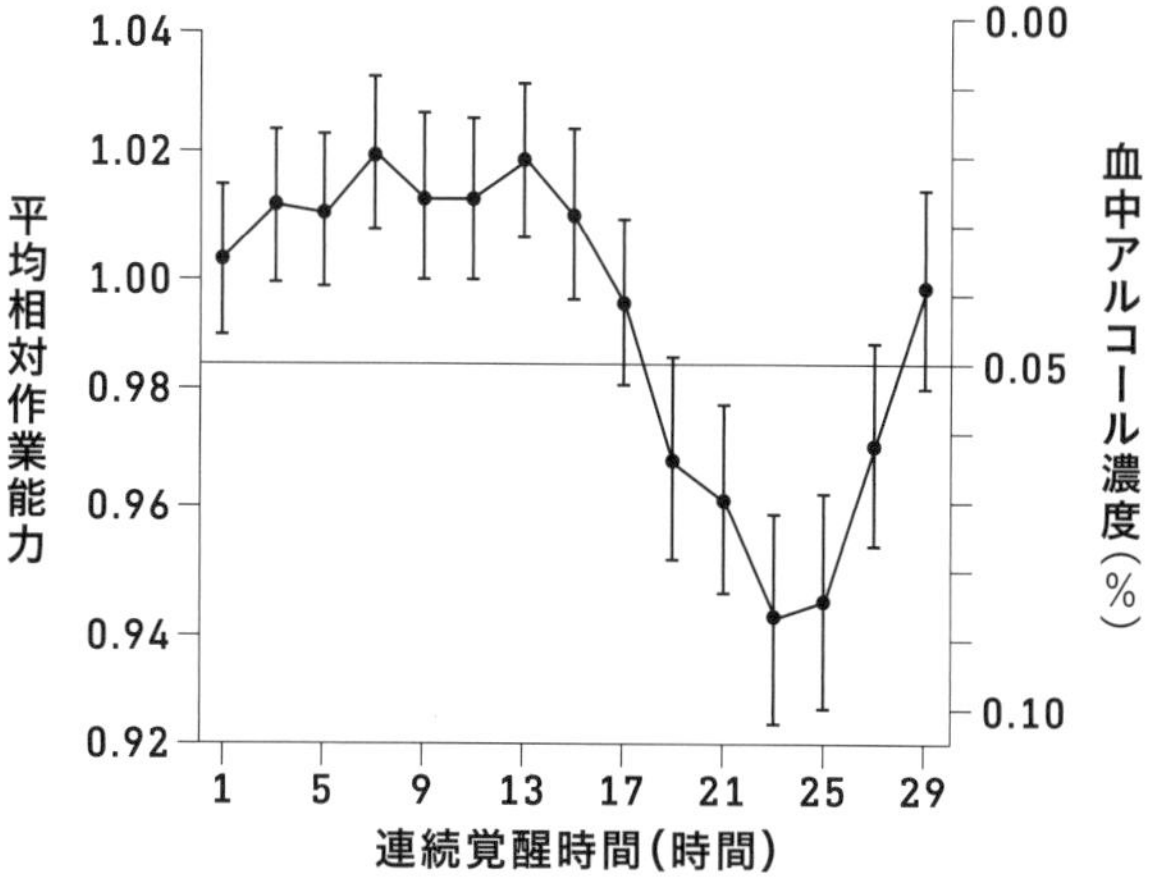

覚醒後17時間では血中のアルコール濃度0.05%(日本酒1合相当)と同じレベルまで活動性が低下

Problems with Sleep Disorders in Relation to Driving
:Kuniyuki Niijima,MD and Shigefumi Koike,MD,PhD

すくなるのです。

二日酔いのほろ酔い状態で仕事をする人はいませんが、睡眠を削ってまでがんばり続けるビジネスパーソンは多くいます。良かれと思って睡眠を削ってもパフォーマンスは上がらず、むしろパフォーマンスは低下します。

ところが、睡眠不足の人ほど自身のパフォーマンス低下に気づいていないというエビデンスがあります。長時間労働や連日の睡眠不足のとき、自己申告によるパフォーマンスと、周りの人から見たその人のパフォーマンスを比較したところ、周りの人からの評価は注意力や作業効率が下がっていたものの、睡眠を削ってがんばっている本人は自身のパフォーマンス低下を自覚できていないことが明らかになっています。

睡眠時間と脳機能の関係を調べた研究では、連日8時間の睡眠群に比べ完全断眠（3日間）群、4時間睡眠群、および6時間睡眠群を比較し、睡眠時間が短いほど作業能力が低下していることがわかりました。

興味深いのは、4時間群と6時間群の眠気がほぼ同等だったことです。**作業能力低下の程度は眠気の程度からは予測できない**ということがわかります。

「睡眠時間は6時間あれば十分だ」「7時間は必要だ」などと言われますが、**人によって必要な睡眠時間は異なります。**

睡眠不足になったときは、適切な睡眠時間に加えて不足した分を補う必要があります。睡眠は一日で完結するものではなく、その当日に良質な睡眠が得られたとしても数日間にわたる調整が必要なこともあります。睡眠は一日で考えるのではなく、週単位、月単位でバランスを保つことがポイントです。

自分が悪い睡眠習慣になっていないか、次の項目をチェックしてみましょう。

□寝つきが30分以上かかる
□ベッドでスマホをいじっている
□休みの日は2時間以上遅く起きる
□寝つけないのにベッドに入っている
□夜に電気を点けて入浴している
□いつも同じ時間に途中で起きる
□寝起きにカーテンを開けない
□寝起きから4時間後に眠気がある
□15分以上、仮眠している
□1日の歩数が6000歩未満
□帰りの通勤電車で寝ている

ビジネスパーソンがうつになる3つの原因

内部環境（自分の心・脳・身体）
外部環境（解決できない仕事や家庭の問題）
人間関係

この3つでビジネスパーソンの不調の原因はすべて包括できます。

「内部環境」から始まる例としては、夜に眠ると時間がもったいない気がして、夜更かししてしまう。睡眠不足の状態で内部環境が崩れると、仕事でミスを起こしやすくなり、仕事でパフォーマンスが出ない。以前はこなせる仕事量だったのに、不調の自分にとっては理不尽な仕事量に感じられて、外部環境の負担が大きくなる。すると、お互いに悪い人ではなかったはずなのに、人間関係ですれ違いが起こりやすくなり、さらなるストレスになって心の負担になる。こうして内部環境の不調が負のスパイラルに入り、すべての不調につながります。

「外部環境」から起こるケースとしては、理不尽なパワハラ、解決できない家庭の問題などの外部環境にずっと悩み続け、ぐるぐる思考が始まるとセロトニンが低下し、ストレス耐性が低下するなど内部環境の不調が起こります。

心身不調になると不安になりやすくなり、ビクビクしてほかの人との人間関係も悪くなったりもします。

「人間関係」から起こるケースとしては、ある人との人間関係が悪くなると、内部環境では嫌な気持ちが強くなりイライラしやすくなります。そうするとミスが起こりやすくなり、外部環境の仕事の量が増えたり、信頼を失ったりと職場での居心地が悪くなるケースもあります。

最初は内部環境、外部環境、人間関係のどれかから崩れますが、最終的にはすべてが崩れた、「うつ状態」になってしまうのです。

精神科、心療内科領域ではうつ状態に対し、抗うつ薬が処方されることが多いです。

ベスリ病因論①

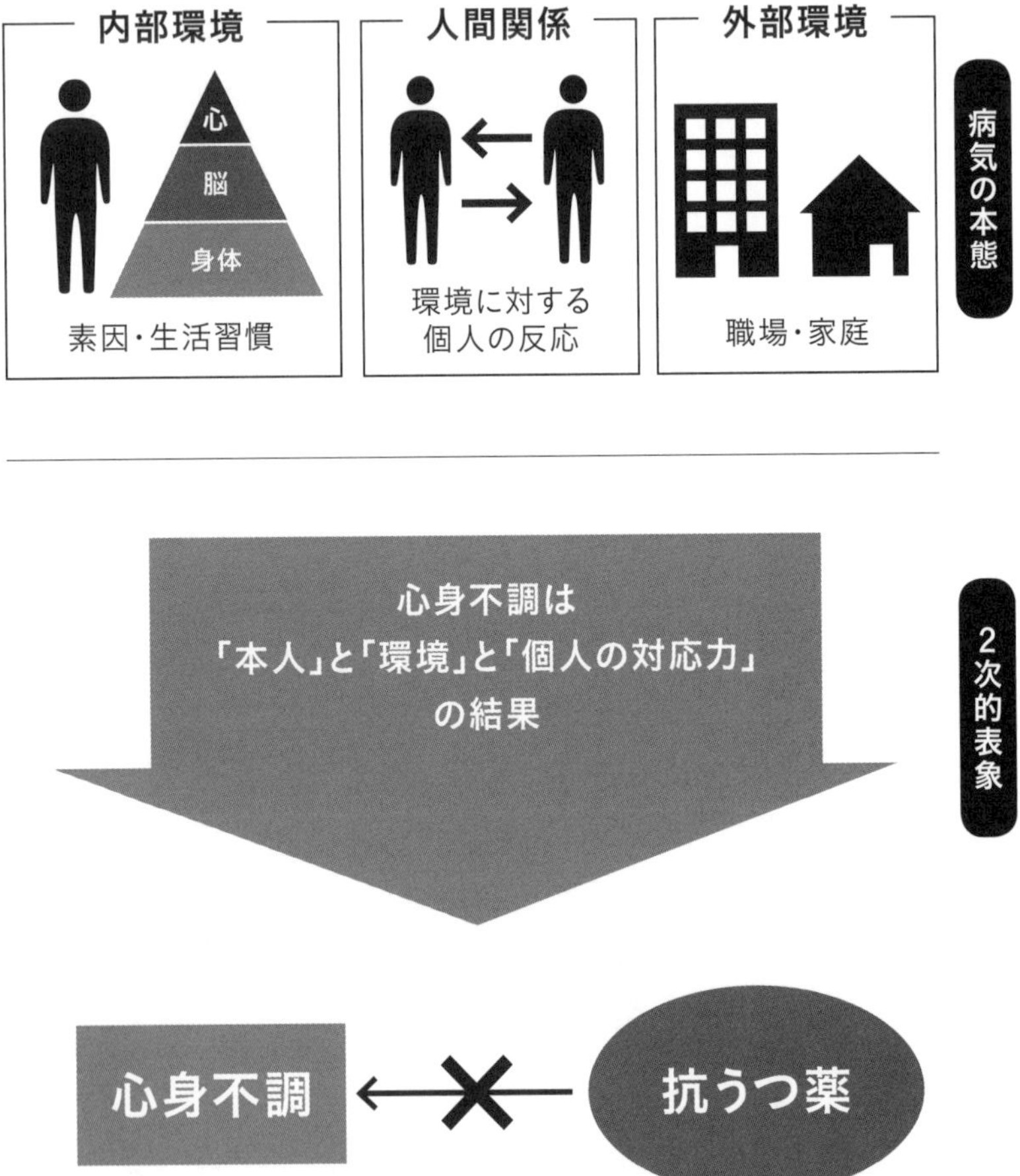
内部環境
心
脳
身体
素因・生活習慣
人間関係
環境に対する
個人の反応
外部環境
職場・家庭
病気の本態
心身不調は
「本人」と「環境」と「個人の対応力」
の結果
2次的表象
心身不調
抗うつ薬

元々の脳の異常により、うつ状態になっている場合は抗うつ薬だけでもよいですが、ビジネスパーソンの心身の不調は「結果」のうつ状態に対するアプローチだけでなく、なぜうつ状態になったかの「原因」に対する治療が必要です。

これをビジネスの話で置き換えてみましょう。たとえば、キャッシュフローが悪化したとき、経営者は資金調達を考えます。ただ、資金調達ができたら「キャッシュフローが改善してよかった」では終わりませんよね？　経営者であればなぜキャッシュフローが悪化したのかを分析し、それに対して対処しなければ中長期的にはその会社は立ち行かなくなります。

同様に、ビジネスパーソンの心身の不調はうつ状態に対し抗うつ薬を服用して「気分が上がってよかった」では終わりません。多くの不調は内部環境の脳から始まるのではなく、ビジネスの現場での内部環境・外部環境・人間関係のどこかから始まるのです。

「結果」であるうつ状態に対する治療だけではなく、心身が崩れにくい生活習慣、ビジネスの考え方、人間関係のつくり方など、「原因」に対する再発予防策の治療は、仕

ベスリ病因論②

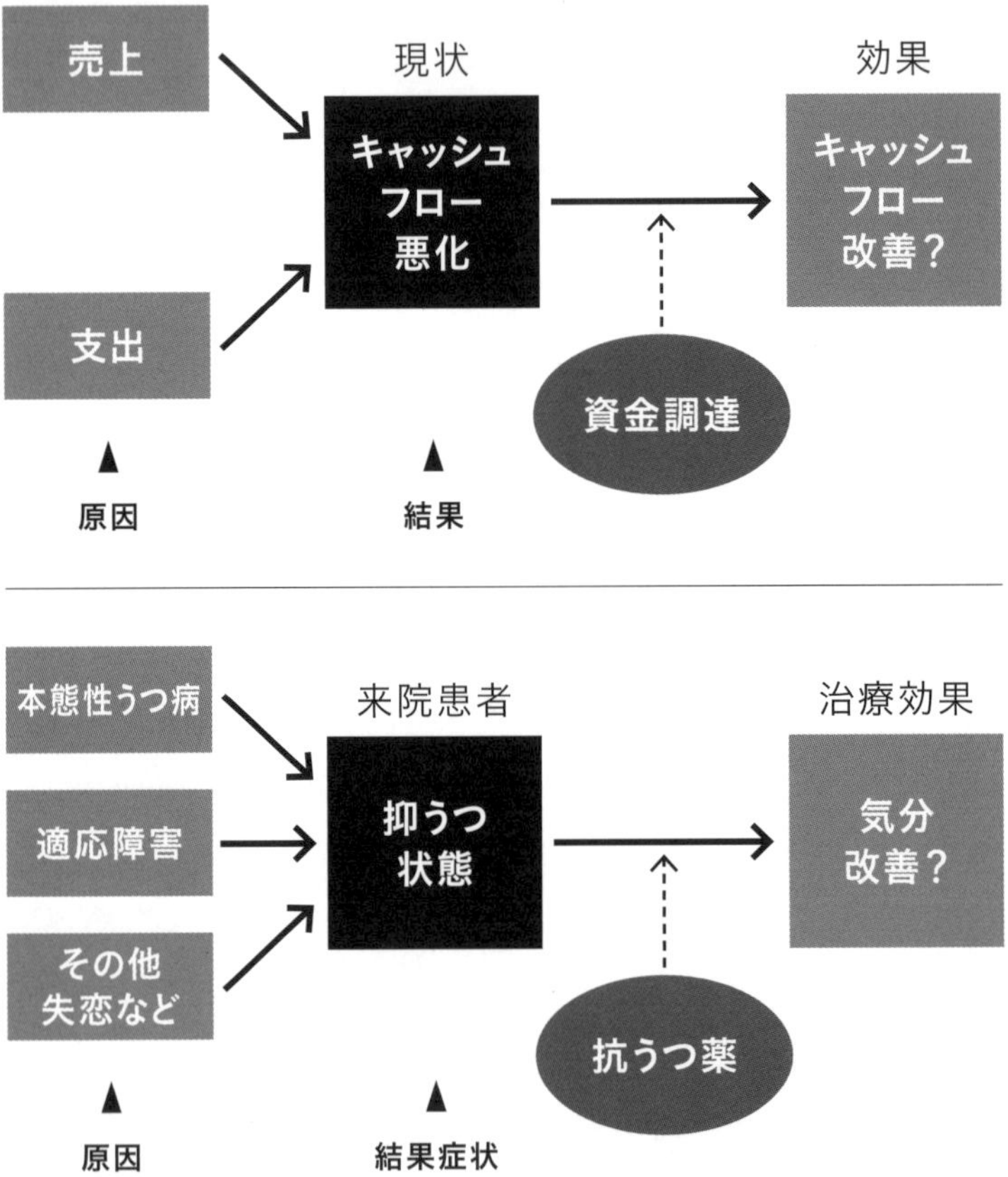

資金調達は一時的なキャッシュフローの改善にしかならない。同様にうつ状態に対しても「結果」ではなく「原因」に対するアプローチをしなければ再発を繰り返す。

事を続けていくために必要です。ベスリクリニックでは「働く人のための薬に頼らない心のクリニック」として根本原因に対する治療をしています。

うつ状態は今の状態のまま働き続けると危ないという身体からのサインです。このときに適切に「原因」への治療をおこなうことが重要なのです。

「原因」に対する治療として、どの人も共通するのが睡眠です。脳には「可塑性」と呼ばれる環境に対応する性質があります。薬やTMS治療で脳を整えても、生活習慣を変えず、不調が起こりやすいままの生活習慣でいると脳も不調の状態にまた調整されます。**崩れにくい生活習慣を整えないかぎり、再発の可能性は高い**のです。

うつ病で休職された方の復職面談では「落ち込む気持ちが改善してきて、戻る気力が出てきたので復職を希望します。主治医の先生に復職したいと伝え、診断書も書いてもらっています」とお話しいただくことがあります。

このケースはかなり多くみられますが、再発をすることも多いです。じつはうつ病の再休職率は6割に及びます。なぜなら、「生きるために必要な心身の状態」と、「働くために必要な心身の状態」はまったく違うからです。

ビジネスパーソンとして、起床就床リズムを含めた身体のリズムが整っているのか、出勤訓練や図書館訓練などをおこない、仕事や残業ができる体力があるか、なぜ今回倒れたのか、その再発予防策はあるのか。働き続けるために自分の心身を整え、準備ができていれば復職可能ですが、そうでなければ、二度も三度も再発を繰り返し、繰り返すたびにどんどん病状が悪化します。

いいビジネスパーソンの前提は仕事ができる人です。性格がよくても仕事ができなければ、信頼できない人と捉えられてしまいます。デキるビジネスパーソンをめざす人は、心身を整えてパフォーマンスを発揮し、まず仕事ができる人をめざしてから性格の面も厚くしていきましょう。

「睡眠投資はサプリメント、栄養補助食品よりも投資対効果がいい」

睡眠が乱れると朝起きられなくなったり、倦怠感が強くて、身体を動かしたくなくなったりします。体力を使わないので食欲がわかず、身体に必要な栄養素が不足し、総合的にセロトニンが低下します。

逆に睡眠が整うと、元気になってちょっと運動してみようと思ったり、適切な食欲が湧いたり、自然と身体が整います。

サプリメントや栄養補助食品などもありますが、持ち歩くのを忘れたり、身近に売っておらず購入ができなかったり、経済的に余裕がないと続けるのはなかなか大変です。

一方、睡眠は生まれてからずっとおこなっています。少し意識を変えるだけで大きな変化が起こり、お金もかからず習慣化しやすいです。

投資として睡眠をおこなえば、夜の睡眠の質が上がるだけでなく、日中のパフォーマンスが向上し、さらに日中の活動が夜のよりよい睡眠をつくります。投資としての睡眠は副次効果が大きく総合的にサプリメントや栄養補助食品よりも投資対効果がよいのです。

日中の活動が投資としての睡眠をつくる

近年、30代～50代の働き盛りの年代では、男女ともに労働時間が増加した一方、睡眠時間が大幅に減少しています。

忙しい現代を乗り切るために必要な睡眠は、量だけでなく質も重要です。時間に余裕があるときには、睡眠の量が余分に確保できるかもしれませんが、仕事や家庭のイベントなどが忙しく時間に余裕がないときもあるでしょう。

「量」だけにフォーカスをして、平日に睡眠不足だからと、休日にお寝坊して寝る時間を増やすよりも、疲れにくい身体になるために、睡眠に投資をして生活リズムを整えましょう。**どう夜に休むかではなく、どう日中に動けるかにフォーカスした睡眠の取り方が重要です。**

睡眠外来では「今日は眠るのに30分もかかってしまった」「夜中に起きてしまった」

「昨日は4時間しか眠れなかった」など、患者さんからさまざまなご相談をいただきます。

多くの人は「夜に上手に寝る」ことを考えますが、夜の睡眠を考えてもうまくいかないときは、日中の活動に視点を置くと夜の睡眠が安定しやすくなります。

「朝7時に目覚めるけれどまだ4時間しか寝ていないから、二度寝して昼すぎに起きちゃうんです」という人は、4時間しか寝ていなくても朝7時に一度起きて活動すると、その日の夜は早めに眠くなり、深く眠ることができます。

また、「眠くて眠くて仕方がないのに眠れない」という人もいます。そのような人はデスクワークでずっと座っており、脳は疲れているけれど運動不足で身体は疲れていなかったり、寝る前に筋トレをして深部体温が上がって寝つけないケースがみられます。冷房や暖房でしっかりと空調管理がされているところで過ごし、湯船に浸からずシャワーだけで済ませたりと、全身が冷えて体温の調整が上手ではない方が多くみられます。

起床後4時間後に頭が冴えている状態をつくろうと思えば、睡眠時間も徐々に一定になっていきます。24時間以上の体内時計をもつ人間は夜更かし、お寝坊はいくらでもできますが、体内時計は1日1時間しか早まりません。日曜日が休みで月曜日から仕事の場合、日曜日に普段よりも3時間お寝坊すると、月曜日はだるくて体調が悪く、水曜日くらいに身体のリズムがようやく整ってきます。

睡眠薬は一時的な対処療法としては有効です。しかしながら、中長期的には自分の睡眠力を高めることが根本治療として必要です。自分の睡眠力が高まると無理なく睡眠薬を減薬することもできます。

睡眠が乱れたときには、まずは自分の身体・脳・心の状態を把握して、そのうえでどのような睡眠リズムになっているかモニタリングし、自分でできる生活の調整から睡眠の不調に向き合うことをおすすめします。

現代人はネットやSNSからつねに情報を与えられています。情報が入ってくると一時的に脳が使われている、時間を有効に使えているように感じます。ただ、「自分のための情報」を取捨選択したり、「自分がどのような状態か」をモニタリングする余裕がなくなり、脳を自分のために使えなくなっていることも少なくありません。

この本では、「睡眠中」におこなうことにはほぼ言及していません。意識がない状態でできることは限られているからです。

よい睡眠をつくるには、意識がない夜の睡眠にアクセスするよりも、意識がある日中の活動にアクセスしたほうが実行しやすいのです。

普段の仕事や家庭生活が問題なくおこなえて、より意欲的に楽しく仕事や日々の生活に打ち込めているときはよい睡眠ができています。その活動性がまた夜のよい睡眠をつくります。睡眠の投資は、繰り返しおこなうことで効果を増していくのです。

第2章

睡眠という投資

昼の生産性は夜の生産性で決まる

日本では年々睡眠時間が短くなるとともに、休日と平日の睡眠時間の差がだんだんと大きくなっている傾向にあります。これは現代人がリズム障害を起こしやすい生活リズムになっていることを物語っています。

「寝る時間がもったいない」「1日終わるのがもったいない」「仕事がまだ終わっていない」と、とくに若い人に夜更かしをする人は多いです。

夜の生産性は昼の生産性に直結します。**昼のパフォーマンスを発揮するためのベースづくりが夜の生産性です。**夜更かしをして短時間睡眠になったり、平日の睡眠不足を補うため休日寝だめして睡眠リズムが崩れると、昼にうまく頭が働かず仕事の効率が上がらなかったり、ミスが起きたりします。

昼のパフォーマンスが出なくなり、仕事の効率が低下することで「これも、あれも残っている。時間がない」と、夜に終わらなかった昼の仕事の分をリカバリーしよう

労働者の睡眠時間 1976年〜2011年

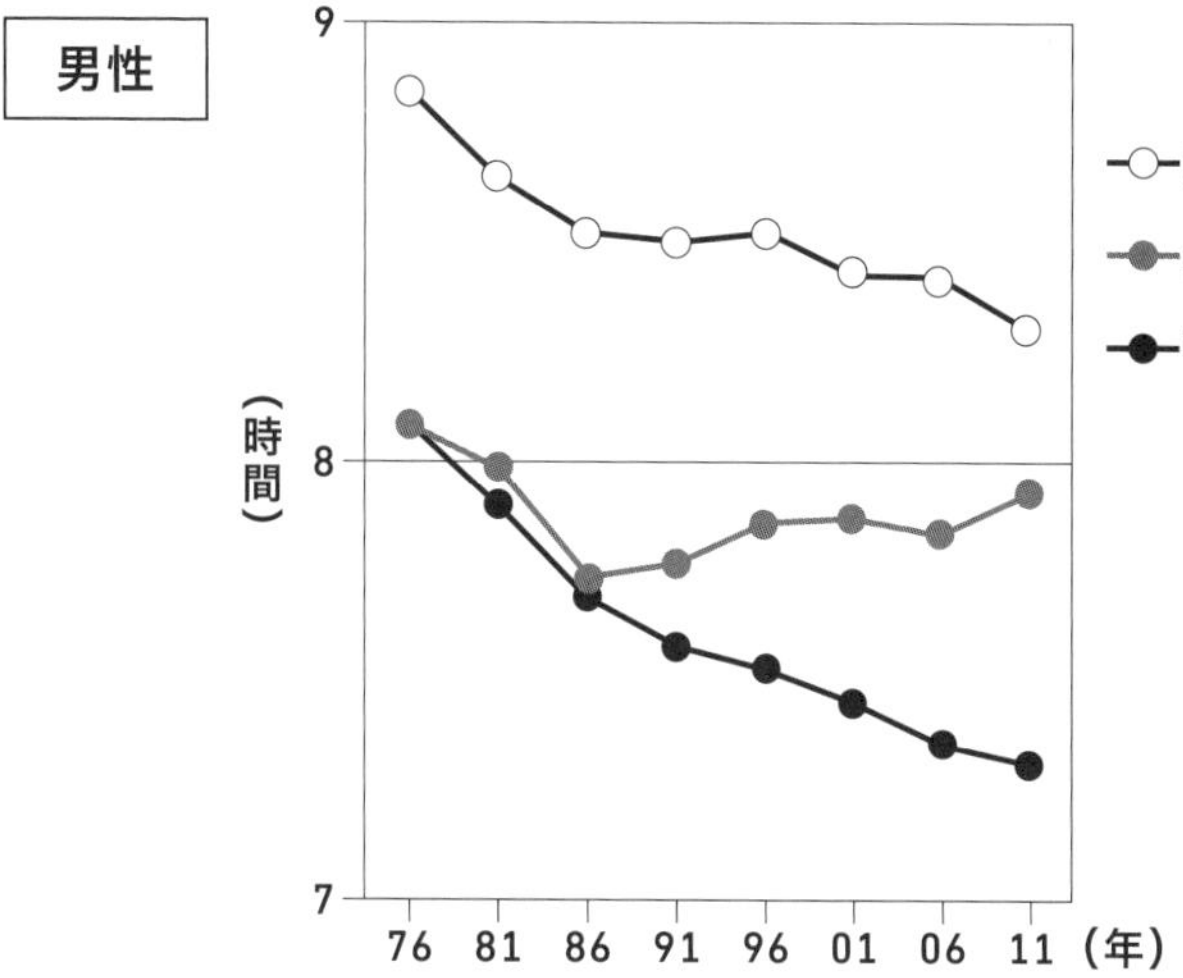

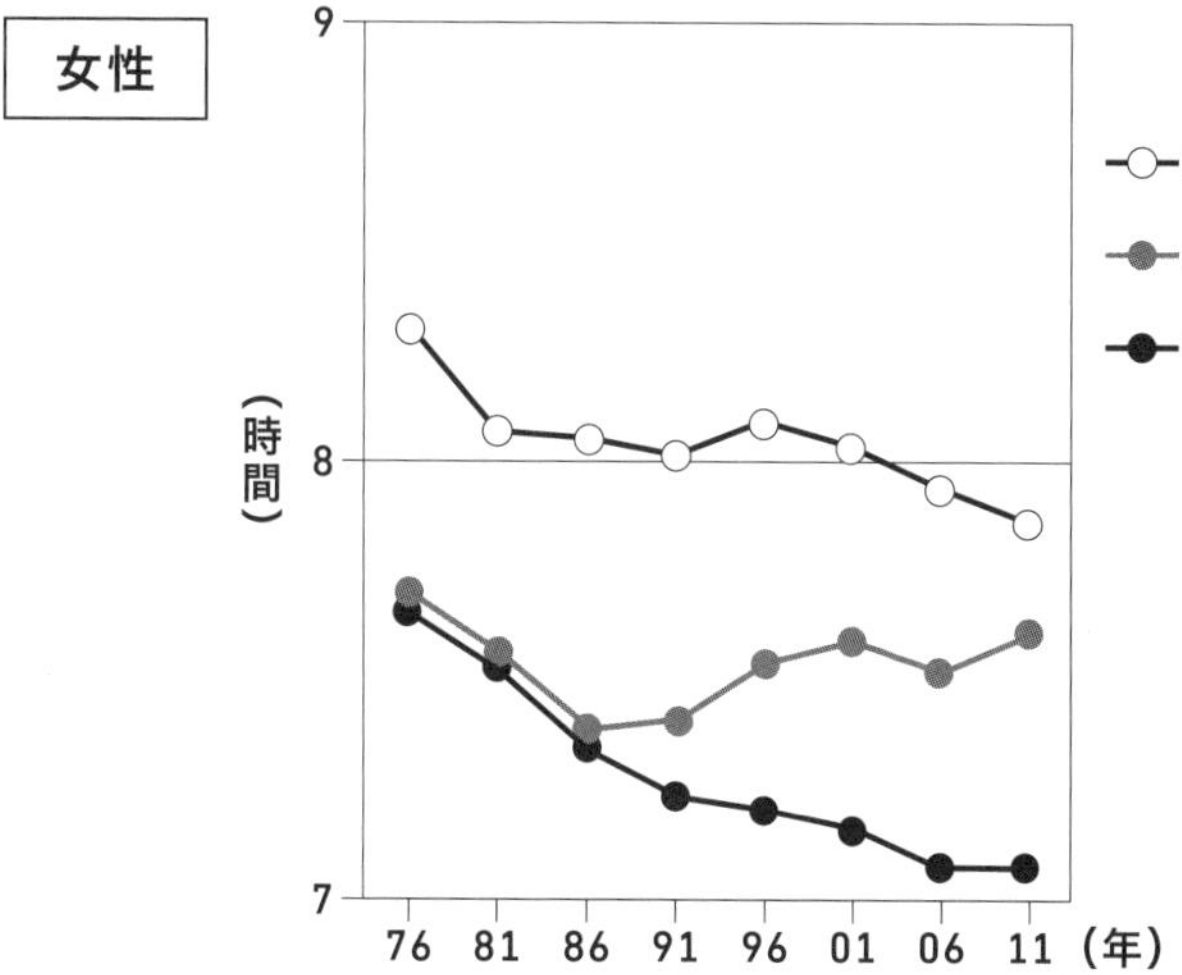

第32回日本社会精神医学会(熊本):シンポジウムⅢ「睡眠とその関連疾患にかかわる社会精神医学的問題」「職場における睡眠の問題」高橋正也　日社精医誌　22:500−506, 2013より改変

としてまた夜更かしすることになります。

時間がもったいないのであれば、「本来、生産性を発揮する昼にしっかりと頭を働かせて効率よく時間を用いる」ことができるように、夜の生産性を高めましょう。

睡眠外来では「夜に上手に眠れていますか？」ではなく「起きて4時間後に頭がすっきりとしていますか？」と聞きます。人間のいちばん頭が冴える時間は起きてから4時間後です。日中の生産性をもっとも高めるために、眠る投資をおこないましょう。ポイントは「時間（量）」だけでなく「質」を意識することです。お金を銀行に寝かせておいてもほとんど増えないように、ただ「寝る」のではなく、「上手に寝る」ことにより、パフォーマンスが高まる投資となるのです。

ベスリクリニックは、医療機関というよりも心のジムのような医療機関です。不調を改善して仕事をしたい、よりパフォーマンスを高めたい、よりよい人生を歩みたいというビジネスパーソンを多く診ています。日々の臨床では「お変わりありませんか？」という言葉を使わないようにしています。不調や苦しい定常状態から患者さんが「変化」し、改善を一緒にめざすのが「本来の治療」です。「お変わりない」状態では、治療をしているとは言えないのです。ただの「睡眠」を「投資の睡眠」にするためには「お変わりある」状態になる「変化」が必要なのです。

睡眠は「節約」するものではない

睡眠は「節約」するものではありません。節約とは長期的に求める目的が達成できるよう資源を分配することです。たとえば、「イギリスへ海外旅行に行きたいけれど、10分の1のお金で行ける福島への国内旅行にして節約しよう」というのは少し違いますよね。イギリス旅行にいくためにペットボトルを買っていたのをマイボトルにするなど、何かの目的のためにほかのものを切り詰めるのが節約なのです。

睡眠は「節約」するものではなく、「投資」をするものです。睡眠時間を節約しても日中の生産性は上がりません。人間は寝るために生きているのではなく、日中に活動するために生きています。手元の資金を上手に運用して大きなリターンを得るように、睡眠も投資として能動的に活用しましょう。投資としての睡眠は日々の脳のパフォーマンスが高まるだけでなく、5年後、10年後、20年後の健康をつくることもできるのです。

早ければ早いほどよい睡眠の投資

眠る投資は何歳から始めても悪いことがありません。できるだけ早く始めたほうがより多くの恩恵にあずかれます。

睡眠は脳を休め、脳を含めた身体の炎症を抑えます。近年、動脈硬化、糖尿病、腎臓病などの生活習慣病や病気の多くは炎症の影響が大きいとわかってきました。投資としての睡眠は、短期的には心身を安定させて昼の生産性を高め、中長期的には生活習慣病、認知症などの予防につながり、健康寿命を延ばすことができます。

睡眠をよくしたいと思い、睡眠のコツを知り、実践するのが早ければ早いほど、長期的な健康増進効果は大きくなります。睡眠のコツは1日、1日を着実に積み重ねるといつのまにか無意識にできるようになり、無理なく健康的な生活を送りつづけることができ、10年後、20年後、30年後に未来の健康資産をつくれます。

睡眠は日中の生産性を高める「攻めの投資」であり、健康寿命を延ばし、将来の病気や不定愁訴の予防をおこない、医療費を下げる、健康とお金の「守りの投資」にもなります。

少子高齢化の日本で、長く健康で生きることは個人だけでなく、日本の未来を守るためにも必要です。長年培った習慣はなかなか変えることはできません。「変えてみたい」と思ってこの本を手にとった今、いちばん習慣が変わりやすいのです。

睡眠不足で組織の生産性が失われる

クリエイティビティの高い新しい仕事だけでなく、定常状態を安定して維持し続けるメンテナンスの仕事にも高いパフォーマンスは必要です。事前に小さな変化を察知したり、何かがあったときにすぐに対応できる安定した力の発揮が求められます。

医療スタッフの睡眠と脳の働きをみた研究では興味深いことが明らかになりました。日勤後と夜勤後で疲労、ストレス、活気、嫌悪など5種類の顔写真を提示し、写真に対する反応をみます。日勤後に比べて夜勤後において、嫌悪とストレスのようなネガティブな表情に対する感受性がいずれも低下傾向を示し、とりわけ嫌悪顔に対する感受性が優位に低下していたことがわかりました。

睡眠が乱れると相手の感情を正確に認知する観察力が落ちます。これは、脳の扁桃体の暴走がかかわっています。

睡眠不足になると、とげとげしく、イライラして、他人にも当たりやすくなります。SNの一部である腹側前帯状回がうまく働かなくなり、感情を司る扁桃体がネガティブなことに過剰反応してしまうのです。睡眠不足は「他人の感情を読み取る能力」を左右し、相手の思いや感情を正確に受け止める力に影響します。相手の気持ちがわからなくなり、相手に対する臨機応変な対応ができなくなることから対人サービス業、管理職などの仕事がうまくいかなくなります。

また、職場全体での睡眠の研究は、睡眠不足は当人だけではなく、周りの人たちや組織にも影響をおよぼすことが明らかになりました。

睡眠時間をより多くとっている日には、同僚のミスに対する気づきが多くなります。十分な睡眠時間は覚醒水準の維持をもたらし、結果として自分だけでなく、周りの人の作業が安全になされているかどうかのチェック機能の向上につながるのです。職場での安全性を重視したマネジメントには、職場全体の睡眠量の確保も今後は考慮が必要かもしれません。

6時間睡眠が7日間続くと、1晩の徹夜状態と同じ脳機能の水準になるという報告もあります。短時間睡眠の繰り返しとともに睡眠負債が蓄積され、認知機能が徐々に低下します。

睡眠時間が6時間以上もしくは睡眠満足感がある群では、労働時間と抑うつおよび労災との関連性は認められなかった一方、睡眠時間が6時間未満もしくは睡眠満足感がない群では、総労働時間が長くなるとともに抑うつ状態および労災が起きやすくなることがわかりました。

すなわち、睡眠に問題があり、「身体の不調」があると、ストレッサーからの暴露の影響を大きく受けやすく、抑うつ状態や不安状態など「心の不調」をきたしやすくなるのです。

うつ病は脳のネットワーク調整が問題

ビジネスの最前線で、「成果を出さなければ!」とプレッシャーを感じながら、「自分はもっとデキる!」と必死にパフォーマンスを高めようとがんばるビジネスパーソンは多いです。

あなたは寝る間も惜しんで働いていませんか?

「24時間、戦えますか?」の時代から、「24時間、戦うのはしんどい」という時代に変わりながらも、日本は寝不足世界第1位の国です。世界の睡眠時間と比較したときに日本人の短時間睡眠傾向は変わっていません。

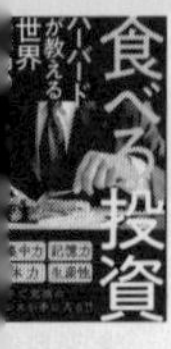

食べる投資

満尾 正／著

最新の栄養学に基づく食事で、ストレスに負けない精神力、冴えわたる思考力、不調、痛み、病気と無縁の健康な体という最高のリターンを得る方法。ハーバードで栄養学を研究し、日本初のアンチエイジング専門クリニックを開設した医師が送る食事術。

◆対象：日々の生活や仕事のパフォーマンスを上げたい人

ISBN978-4-86643-062-1　四六判・並製本・200 頁　本体 1350 円＋税

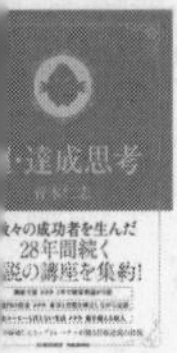

超・達成思考

青木仁志／著

成功者が続出！ 倒産寸前から一年で経常利益が 5 倍に。一億円の借金を、家事と育児を両立しながら完済。これまで 40 万人を研修してきたトップトレーナーによる、28 年間続く日本一の目標達成講座のエッセンスを大公開。

◆対象：仕事、人間関係、お金など悩みがあり、人生をより良くしたい人

ISBN978-4-86643-063-8　四六判・並製本・168 頁　本体 1350 円＋税

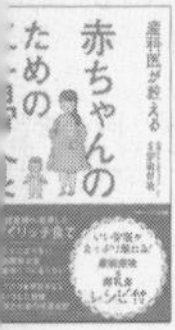

産科医が教える
赤ちゃんのための妊婦食

宗田哲男／著

妊娠準備期から妊娠期、産後、育児期の正しい栄養がわかる一冊。命の誕生のとき、人間の体にとって本当に必要な栄養とは何か？　科学的な根拠を元に、世界で初めて「胎児のエネルギーはケトン体」ということを発見した、産科医が教える。

◆対象：妊娠中の人、妊娠を考えている人

ISBN978-4-86643-064-5　A5 判・並製本・312 頁　本体 1600 円＋税

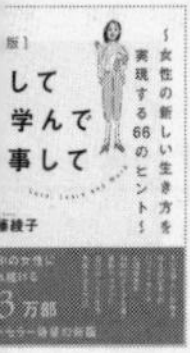

新版　愛して学んで仕事して
～女性の新しい生き方を実現する 66 のヒント～

佐藤綾子／著

400 万人に影響を与えた日本一のパフォーマンス心理学者が科学的データを基に渾身でつづった、自分らしく人生を充実させる 66 の方法。

◆対象：生活・仕事をもっと効率化したい人

ISBN978-4-86643-058-4　四六判・並製本・224 頁　本体 1,300 円＋税

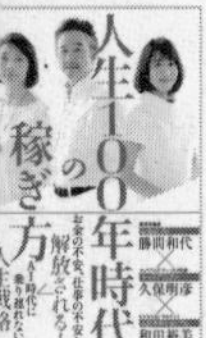

人生 100 年時代の稼ぎ方

勝間和代、久保明彦、和田裕美／著

人生 100 年時代の中で、力強く稼ぎ続けるために必要な知識と概念、思考について、３人の稼ぐプロフェッショナルが語る一冊。お金と仕事の不安から無縁になる、時代に負けずに稼ぎ続けるための人生戦略がわかります。

◆対象：仕事・お金・老後に不安がある人、よりよい働き方を模索する人

ISBN978-4-86643-050-8　四六判・並製本・204 頁　本体 1,350 円＋税

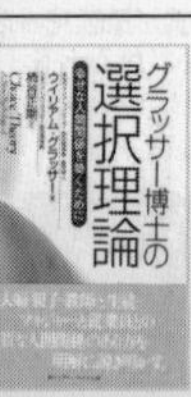

グラッサー博士の選択理論

全米ベストセラー！

～幸せな人間関係を築くために～

ウイリアム・グラッサー／著
柿谷正期／訳

「すべての感情と行動は自らが選び取っている！」
人間関係のメカニズムを解明し、上質な人生を築くためのナビゲーター。

◆対象：良質な人間関係を構築し、人生を前向きに生きていきたい人

ISBN978-4-902222-03-6　四六判・上製本・578 頁　本体 3,800 円＋税

多忙なビジネスパーソンは睡眠不足になりがちです。日中激しく働いている人ほど、成果を出そうとがんばる人ほど、時間を惜しんで睡眠を削りがちです。しかし、睡眠不足でがんばるほど、パフォーマンスは低下していきます。

そもそも、脳のパフォーマンスを高めるとはどういうことでしょうか？

今までの医療では、脳は部位ごとに分解し、部位ごとに機能をみる考え方が主流でした。しかし、ｆＭＲＩなど検査の発展とともに、この10年で脳の解明が大きく進みました。近年では脳を部位ごとにみるのではなく、部位と部位のつながりをみる「脳ネットワーク」の考え方が主流になりつつあります。

脳ネットワークは数種類ありますが、仕事のパフォーマンスと大きく関わるのは、ＣＥＮ、ＤＭＮ、ＳＮの３つのネットワークです。

何かを実行して集中しているときに働くのがＣＥＮです。背外側前頭前皮質、後部頭頂皮質などで構成されておりプランニングや注意の配分、ゴールに向けて計画を立

世界と日本の睡眠時間差

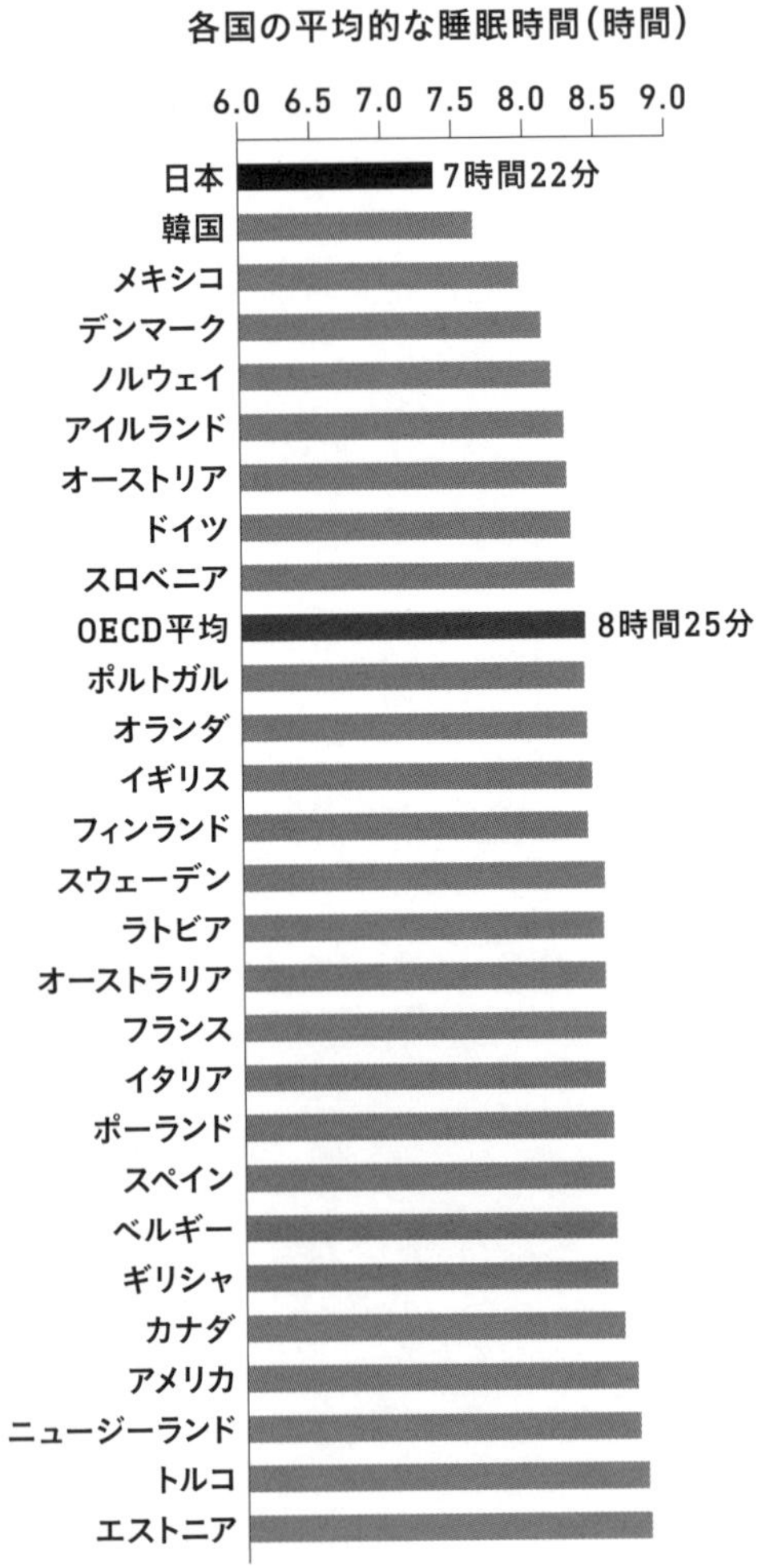

OECD(経済協力開発機構)2018年の国際比較調査(Gender Data Portal 2019)

日本の睡眠時間は世界ワースト1位

てて結果を予測する力、現在の行動を認知し、行動を抑制する力などを担います。他方、CENが使われず、何もしていないときや、ぼーっとしているときなどに活性化するのがDMNです。DMNには内側前頭前皮質、腹側前部帯状回、後部帯状回、下頭頂皮質、内側側頭皮質などが含まれます。記憶の整理をしたり、連想したり、ぐるぐる思考などの反芻思考や自己関連付けに関連します。CENとDMNはシーソーのような関係性ですが、この調整をするのがSNです。脳の前部島皮質と背側前部帯状皮質、扁桃体、中脳などで構成されます。

夜遅くまで残業をおこなっているとき、目の前の仕事を早く終わらせたいのに、日中にクライアントから言われた理不尽な要求や上司の厳しい指示が、頭に浮かんできてなかなか作業に集中できない。

このようなときはDMNが活性化しています。ぐるぐる思考になって、思考がどんどん分散していきます。考えるのを止めようと思っても勝手にぐるぐる思考が出てきてしまう状態です。

生活習慣病としてのうつ

うつ病はＤＭＮ内部の結合と、ＤＭＮとＳＮの結合が強くなっている状態です。「うつ病」と聞くと一生回復できない元々の脳の病気と思っている方もいますが、ビジネスパーソンの心の診療では「生活習慣病としてのうつ」となっている人に多く出会います。

スマホやＰＣ、ゲームなどで夜更かし傾向になり朝起きられず、頭がぼーっとする状態で仕事をする。休日は過眠傾向になり休み明けに身体がだるい状態で出勤する。生活リズムの不規則化で食事の時間も内容も乱れがちになり、身体を動かす気力が低下し運動不足で体力が低下する。心身不調の状態で仕事をしてミスをしたり、パフォーマンスが出ず意気消沈し、負のスパイラルが回ってうつ状態になる。生活習慣の不調が積み重なると脳のネットワークではＤＭＮの結合が強くなります。

つまり、うつ状態は「脳」だけが原因ではなく、食事、睡眠、運動や仕事の仕方、「ライフスタイル」も大きく関係するのです。

日本では女性の5人に1人、男性の10人に1人が生涯に一度うつ病になります。うつ病は128万人、隠れうつ病（受診をしていないうつ病）の方もうつ病と同等数いると言われており、うつ病は珍しい病気ではありません。

うつ状態には色々な原因とステージがあります。生活も整っていてストレスになるようなきっかけもなく気分が落ち込んでしまいうつ状態になる人もいれば、自分では対応できない仕事や家庭の問題に直面し、真面目がゆえに考え続けぐるぐる思考になってうつ状態になる人、夜更かし、お寝坊などの睡眠の乱れや食生活の乱れ、運動不足など生活習慣の乱れからうつ状態になる人もいます。

日本の精神医療ではうつ病の治療は薬物療法を中心におこなわれることが多いです。薬物療法はエビデンスが蓄積されやすく、医療の現場ではＥＢＭ（Evidence Based Medicine）が強く求められるようになった背景があります。また、教育もしやすいことも薬物療法が中心になりやすかった理由かもしれません。

アメリカと異なり日本は国民皆保険制度であり、国によって診療報酬が決められています。民間の資格である臨床心理士がおこなう心のカウンセリングには診療報酬の点数がつきません。最近は日本でも国家資格である公認心理師ができましたが、公認心理師のカウンセリングも保険適応には今のところなっていません。診療報酬の点数は医師が中心となる医療に高くつきやすく、精神科以外の病院は包括（定額）払いが導入される一方、日本の精神医療の多くは出来高払いのため、検査や投薬など加算できるものをすればするほど病院収入は高くなります。

病院経営の視点からみると時間をかけて医師がカウンセリングをするよりも、薬物療法に集中したほうが診察時間を短くでき、多くの患者さんがみれます。医師が研修するような大きな病院はとくに経営の視点が色濃く出ます。

日本ではカウンセリングに診療報酬の点数がつきづらいことから、メインの治療になりにくく、私自身もはるばる鹿児島の精神科病院にいって精神療法を学んだりしていました。精神療法をおこなえる指導医師が少なくなっていること、若手の医師もほかの業務が忙しく、先輩の精神療法に陪席したり、スーパービジョンを受ける機会がなく、精神療法の教育を受ける機会が少なくなっている印象にあります。

もちろん、カウンセリングですべての患者さんを治せるわけではありません。状態があまりにも悪いときには、思考力や体力が低下していてカウンセリングが合わないケースもあります。

うつ病とTMS治療

近年の研究では、抗うつ薬は生物学的な情動にかかわる脳ネットワークを改善するものの、注意・集中力などの認知機能にかかわる脳ネットワークへの変化がえられにくいことがわかっています。抗うつ薬によって抑うつ症状が改善したあとも、認知機能低下などの機能障害が残り、QOL（クオリティ・オブ・ライフ）の低下が課題になっています。

より患者さんに希望となる治療がないか探していたところ、薬物療法より効果が高く副作用が少ない「第四のうつ病治療」であるＴＭＳ治療を見つけました。

世界ではスタンダードな治療ですが、世界に10年遅れ、日本では２０１９年６月にようやくうつ病に対しＴＭＳ治療が保険診療化されました。

ＴＭＳ治療は神経伝達物質の調整、脳血流や脳代謝、脳ネットワークの調整、炎症反応の低下、ＢＤＮＦ（brain derived neurotrophic factor：脳由来神経栄養因子）の増加などさまざまな機序からうつ状態、脳のパフォーマンスを改善することが明らかになっています。


保険診療のＴＭＳ治療は難治性うつ病のみが対象となり、受けられる医療機関は地域の精神科中核病院のみで、２ヵ月〜３ヵ月の入院を前提とした治療で決められた刺激のみが保険診療の適用となります。

日本には専門家がまだ少なく、保険で受けられる病院もかなり少ないため、２０２０年８月の時点で初診まで1年待ちになっている保険診療の病院もあると聞きます。


ハーバード大学のＴＭＳセンターでは、うつ病、躁うつ病、不安障害、強迫性障害などの精神科領域からパーキンソン病、ハンチントン病などの神経内科領域、脳卒中後の言語障害、運動障害などのリハビリテーション領域、妊娠や出産にかかわる女性の領域、そして健常人に対するヘルスケアのTMS治療まで幅広い分野を学ぶことができました。

近年、多くの精神疾患は脳ネットワークの異常であることが明らかになっており、TMS治療は今後さらに大きな役割を精神科領域で果たすポテンシャルをもっています。メンタル疾患に限らず、健常人のヘルスケアとして集中力を高める、頭をすっきりして仕事に臨みたいと出社前にTMS治療を受けにクリニックにいらっしゃる方もいます。

ただ、臨床医としてTMS治療の症例を多く重ね、TMS治療も万能ではないこともわかりました。脳には可塑性（変化に対応する）があります。脳は身体の一部でもあり、睡眠や食事、運動などが乱れがちな生活に戻るとまた不調な状態に脳が調整されてしまいます。

治療の最終ゴールは、医療機関にかからずとも、「自立」してよい状態を保てることです。そのためには、ＴＭＳ治療だけでなく、睡眠、食事、運動、そして働き方を含めたライフスタイル全体の改善が必要です。

ＴＭＳ治療は自力で生活や症状の改善が難しいときはうつ状態を改善する大きな力になります。うつ状態がある程度まで回復した後はＴＭＳ治療だけでなく、「ライフスタイルメディスン」である睡眠のセルフケアの生活指導をおこなうことで、再発予防だけでなく、脳のパフォーマンスを「自立」して維持することができるようになるのです。

アブセンティーズムとプレゼンティーズム

アブセンティーズム（Absenteeism）とプレゼンティーズム（Presenteeism）は生産性にかかわる心身不調のコストとして、働き方改革や健康経営などで議論するさい取り上げられます。

アブセンティーズムは欠勤による損失です。休んでいるあいだに業務が止まってしまったり、周りの人が代わりに仕事をしたり、代わりの人材を雇う費用などの損失を含みます。

プレゼンティーズムは出勤しても出てしまう損失です。頭が働かずぼーっとする、集中力が出ない、ミスを多発する、やる気が起きないなど、心身の健康状態が悪化してパフォーマンスが低下している状態で仕事をしたときの損失を示します。

出勤よりも欠勤のほうが心身不調のコストが大きいイメージがあるかもしれませんが、じつはアブセンティーズム（欠勤による損失）よりもプレゼンティーズム（出勤による損失）のコストのほうが大きいのです。

ノースカロライナ州で発生した居眠り運転事故の発生時刻を分析すると、お昼過ぎの時間帯と早朝にかけての時間帯に事故が集中しています。生理的な眠気が出やすいお昼過ぎの時間帯に大事な仕事をするとミスが起こりやすくなります。

お昼すぎの眠気は食事の血糖値の影響と思われる人もいるかもしれませんが、1時間ごとに少量の食事を食べても、昼食時間を2時間早めても、昼食を抜いても、午後

プレゼンティーズムとアブセンティーズム

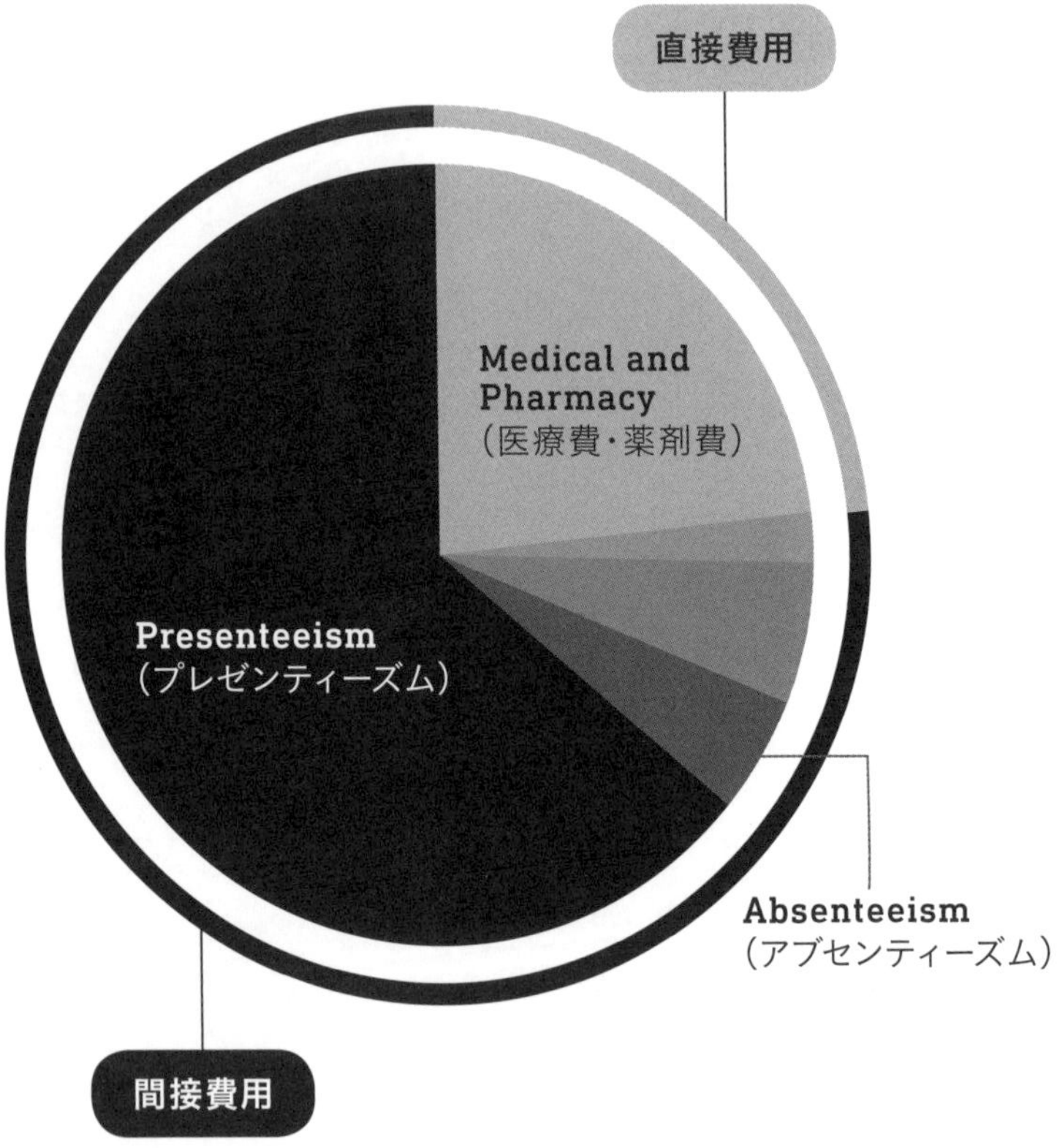

**生産性低下が60%以上を占め、
医療費以上にコストがかかる**

参照：Dee W.Edlington and Wayne N.burton

居眠り事故と交通量

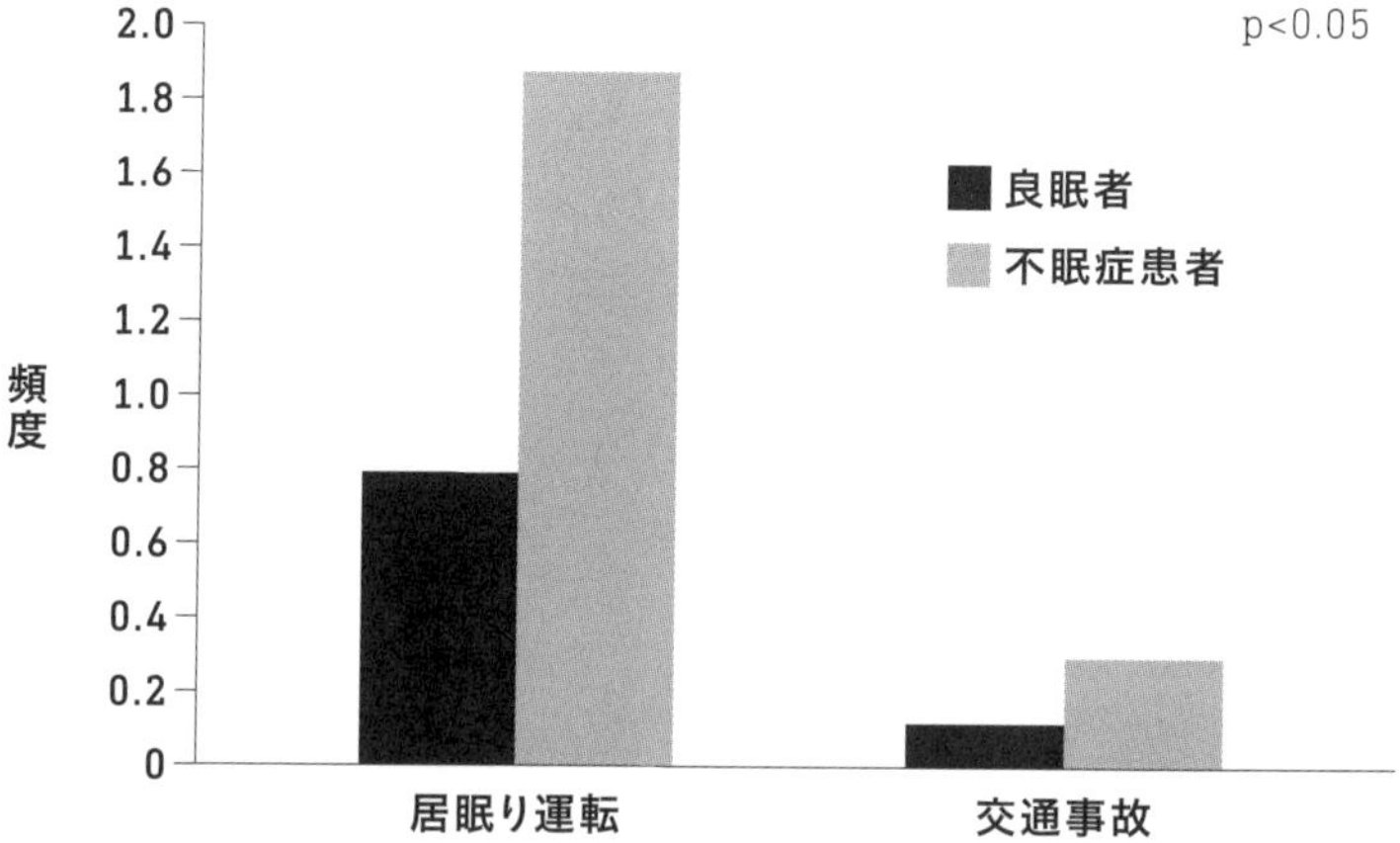

Problems with Sleep Disorders in Relation to Driving:Kuniyuki Niijima,MD and Shigefumi Koike,MD,PhD

には眠気が生じることが報告されています。睡眠リズムとして、起きてから約8時間後は生理的な眠気が生じやすく、事故やミスが多発しやすいのです。

プレゼンティーズムに影響をおよぼすものは、高血圧、糖尿病、アレルギー、女性ホルモンの不調などの身体的な病気や不調、喫煙やアルコール、睡眠などの生活習慣、主観的健康感やストレスなどの心理面などがあります。東大のワーキンググループにより得られた調査結果では、生産性の低下のなかでもっとも影響が大きいのが「主観的健康感」であることが明らかになりました。

これは「健康のためにすすんでやってい

ることがある」と健康に積極的な人ほど、自覚する心身不調が少なく、より健康を感じやすくなる可能性があります。

睡眠は毎日必ずおこなうため、習慣にしやすいものです。睡眠の投資は主観的健康感を育み、健康だけでなくパフォーマンスや生産性の維持につながります。睡眠を制する者はプレゼンティーズムを打破し、生産性を制することができるのです。

第3章

究極の眠る投資①
―睡眠法―

朝にしたい睡眠の投資

◎朝の光で覚醒と眠りのスイッチを入れる

人間には**中枢と末梢の2つの体内時計**があります。

中枢である脳の体内時計は太陽の光を浴びることがスイッチとなります。太陽の光を浴びると睡眠を司るメラトニンが低下し、光を浴びた14〜16時間後にふたたび上昇しはじめます。**覚醒と眠りのスイッチは朝の光で入る**のです。

毎朝同じ時間帯に5分以上太陽の光にあたると、睡眠のリズムは安定するようになります。目覚めたらカーテンを開け窓から1メートル以内で日向ぼっこしましょう。

人間が覚醒するのには必要な光の強さがあります。人間は部屋の明かりを点けるぐらいでは目覚めることができません。一般家庭では、照明を点けていても部屋の明るさは500ルクス程度です。脳が「朝」として覚醒するには、強い光である1000

～2500ルクスが必要です。

日向ぼっこする時間がもったいないという人は、歯磨きを窓際でする、朝ごはんをベランダで食べる、新聞を取りに行く、ガーデニングをすることも有効です。光を浴びることを生活の動作のなかに取り入れると習慣化しやすいです。

曇りの日や雨の日、外がまだ暗い日は、デスクライトに顔を近づけましょう。室内の光でも1000ルクス以上の光を脳に届けることができます。このときにはデスクライトに顔を近づけても直接光を見ないように目線を外すと目にやさしいです。

どうしても二度寝したいときには、ベッドから出て窓際の光があたるところで二度寝をしましょう。人間は目を閉じていても、網膜から脳に光を届けることができます。起きたい時間よりも早く目覚めて眠くないときには、部屋全体の明かりは暗くしたまま手元だけ明るくして本などを読みましょう。光にあたると体内時計がリセットされるので、時間によっては光に当たらないように工夫することも体内時計を大きく乱さないコツです。

◎朝の用事をつくる

休日に寝だめしてお寝坊してしまう人は、朝（午前中）の用事をつくりましょう。人間の脳はとても興味深いことに、眠る前に「明日は朝9時に約束があるから7時には起きないといけない」とシミュレーションし、「明日は朝7時に起きる」と3回呟いてから眠るとほんとうにそのとおりの時間（朝7時）に起きます。

ちなみに、寝起きが悪く朝にスヌーズをたくさんかける人もいると思いますが、じつはこの**スヌーズが寝起きを悪くしています。**脳が何時に起きればいいかわからなくなってしまい、いつまでもすっきりと起きられなくなるのです。1発勝負の目覚ましをかけるのが怖い人は、スヌーズは止めて、20分間空けて2段階でセットしてみましょう。

休日は午後まで寝だめして、休日明けに体調が悪くなるとお悩みの方ほど、休日の朝に用事をつくることはおすすめです。休日も平日のプラスマイナス1時間以内に起きましょう。朝に起きてまだ寝足りないときは、その日の夜に早く寝るなど、寝る時間を調整し、**起きる時間を一定にしたほうが身体のリズムは整います。**

会社の打ち上げなどで明け方までお酒を飲む翌日は無理に用事をつくらなくてもいいかもしれませんが、起きて光を浴びる時間は一定にしましょう。二度寝してもかまいません。日光に当たりながら二度寝するだけでも体内時計は崩れにくくなります。

お昼にしたい睡眠の投資

◎計画仮眠

起床して4時間後にいちばん頭は冴えますが、起床後8時間後になると生理的に眠気が起こり、脳のパフォーマンスが落ちます。朝6時に起きたとしたら、14時ごろです。

お昼のあとの眠気は血糖値の変化がかかわることもあるかもしれませんが、昼食を食べても食べなくても、体内の睡眠リズムにより眠くなるという研究もあります。このときに無理矢理起きていてもパフォーマンスは上がるどころか、ミスが起こりやすいため大きな事故につながる可能性もあるのです。

この生理的な眠気によるパフォーマンス低下の対策として、**計画仮眠**をおすすめします。

【計画仮眠のコツ】

①眠くなる「前」に「計画」仮眠をする。
②コーヒーや紅茶などカフェインを含むものを飲む
（カフェインは約15～20分で効果が得られ、目が覚めやすくなります）
③仮眠の時間は10分～15分にとどめる（アラームを設定しておく）
④椅子に座ったままうつ伏せになり、首を固定する
⑤目を閉じるだけでよい（仮眠というと寝なければいけないように感じるかもしれませんが目をつむるだけで脳は休まります）

40歳以上の人は、仮眠の時間をもう少し増やして20分間の計画仮眠でもよいでしょう。人間の睡眠時間は年齢によって異なります。**一晩の睡眠量は、年齢を重ねることに減っていきます。**

たとえば、赤ん坊は1日のほとんどを寝ています。15歳前後で1日約8時間、25歳で約7時間、45歳には約6・5時間、65歳になると約6時間というように、おおよそ20年ごとに30分ずつ減少していきます。また、女性よりも男性のほうが朝型化に傾向が強くなることが報告されています。

睡眠時間は季節によっても変動します。日照時間が短い秋から冬にかけて睡眠時間は長くなり、日照時間の長くなる春から夏にかけて短くなります。日本人の場合は7～8月に睡眠時間は短くなり、11～12月に長くなる傾向があります。季節に合わせて仮眠時間を10～15分の間で調整してもいいかもしれません。

計画仮眠は30分を超えて寝てしまうと深い睡眠に入りやすく、夜の睡眠に影響するようになります。日中の計画仮眠は15分程度にとどめてください。深い睡眠中に目覚めると仮眠をしたあとでも頭がぼんやりします。

仰向けなど身体を横にすると眠りが深くなりやすくなります。座ったまま眠ることで適度に深い睡眠に入りづらい状態を保ち、脳を休めることができます。

計画仮眠は眠くなる前におこなうことが重要です。眠いときに眠ると深い睡眠に入りやすくなってしまいますし、眠いというのはすでにパフォーマンスが下がりきった状態です。パフォーマンスを上手にコントロールできるようにするために、眠くなる前に計画仮眠をおこないましょう。

夕方にしたい睡眠の投資

◎深部体温を上げる

人間は深部体温が下がると眠くなり、深部体温が上がると覚醒します。生理的な体温リズムでは夕方に深部体温が上がります。**夕方の運動は深部体温を上げることにつながり、夜眠るときに深部体温が下がりやすくなり、夜の深い睡眠をつくります。**反対に帰りの通勤電車で夕方に居眠りをしてしまうと夜の睡眠に影響して眠りづらくなります。

夕方の運動は、15分の早歩き、階段を使った上の階へのお手洗い休憩、背筋を伸ばすなど、ちょっとした心がけだけでもかまいません。

1日の体温リズムを安定させるには、体温を保持するある程度の筋肉量が必要です。睡眠の投資として、普段から筋トレや身体を動かしたりして体温調整のベースをつくっておくこともよい睡眠に役立ちます。

◎16時以降は寝ない

計画仮眠をしても、どうしても眠くて頭が働かないという場合は、かなり睡眠が足りていない状態です。最大3時間ほどの仮眠をしてもかまいません。ただし、16時までに仮眠をしましょう。16時以降の長時間の睡眠は夜の睡眠に影響をきたします。16時以降に眠気があるときには目をつむるだけ、どうしても眠いときは15分間だけ計画仮眠をしたり、その日は早めに就寝しましょう。

夜にしたい睡眠の投資

◎寝つきが悪ければ、ベッドから出る

就寝の2～4時間前は1日の中でもっとも眠りに入りにくい時間帯です。

メラトニンは太陽の光を浴びてから14〜16時間後に分泌されます。その前の2〜3時間前はもっともメラトニンの量が少なく、眠る時間の前に早めに寝ようと思ってもなかなか眠れません。

「早めにベッドに入って目をつむっているのに全然眠れない」
「朝早く起きてしまって、そこから寝つけなくて起きているのか、いないのか、ぼんやりして気持ちよく起きれない」

こうしたお悩みをお持ちの方もいるかもしれません。睡眠がうまくいかないときはその分、睡眠を補うために横になっている時間を延ばしがちになります。眠れずに疲れやすい状態に対し、「日中でも無理せず横になっていましょう」という睡眠指導がされた時代もありました。今は逆に「日中の仮眠は短時間にして、横になる時間を少なくしましょう」という生活指導がされることが主流になっています。

「眠くないけれど、がんばってベッドにいます」という不眠症の人は多く、3時間、4時間ずっと眠れずにベッドの中で眠りを待っている人もいます。

じつはこの**「眠くないのにベッド」は逆効果の努力になっています。**脳は単純ですので、眠くないときにベッドに入ると「ここは眠る場所じゃないんだ」と認識し、ベッドに入ると目が覚めてしまう状態になるのです。

そのような場合には「寝ない」睡眠の調整方法もあります。起床時間を一定にして横になっている時間を短く、眠くなるまではベッドに入らず、眠くなってからベッドに入る。今日寝られないことに罪悪感をおぼえる必要はありません。患者さんには「早寝、早起き」ではなく、「早起き、早寝」のほうがリズムを整えやすいとお伝えしています。今日寝られなければ明日、明後日、1週間後など大きな視野で調整して眠ればよいのです。

眠気がないときにはいっそベッドから出てしまいましょう。部屋全体の明かりを点けると覚醒してしまうので、部屋全体の明かりは落として、デジタル機器から離れて、ベッドの脇などで手元だけ明かりを点けて本を読む、ラジオを聴くのもよいでしょう。「リズムが崩れるのではないか」「もっと眠れなくなるのではないか」と思われるかもしれませんが、眠れないときに無理矢理寝ようとしてベッドの中にいるときよりも、眠れないときは寝ないで過ごすことで、睡眠圧が高まりパッとよく眠れて睡眠効率が上がります。

夜の明かりは**白熱灯のような温かいオレンジ色の電球**がおすすめです。白熱電球のような暖色系の光と比べて、ＬＥＤライトや蛍光灯のように相関色温度の高い光は、覚醒作用が強いことがわかっています。

「暗いところで本を読むと目が悪くなるのではないか」とよくご相談を受けますが、「暗いところ」が目に悪いのでなく「目の近く」でみることが目に影響が出るのです。手元だけ明るくして「目を離して」本を読めば目は悪くなりません。

また「いつも同じ時間に早く起きてしまう」という人にありがちなのは、途中で起きたときに時計を見てしまうことです。**起きたときに時計を見ると、「その時間に起きるものだ」と脳に刷り込まれます。**「毎朝4時に必ず一度起きてしまうんです」という人には、起きたい時間にアラームを設定して、途中で起きてもアラームが鳴るまでは時計を見ないように指導します。

翌日に重要な用事がある場合には、眠れないと日中のパフォーマンスが落ちてしまうと不安になるかもしれません。無理に寝ようとしてもなかなか寝つけないですし、もしも寝られないときには気にせず、翌日の日中に時間を意識的に確保し、5分～15分の計画仮眠をおこないましょう。

◎就寝2時間前に電気を消してお風呂に入る

いい睡眠は身体の深部体温が下がる睡眠です。体温の日内変動では夕方をピークに、夜にかけてだんだんと体温を下げ、身体は眠る準備をしていきます。

お風呂に入って一時的に体温を上げると、約1～2時間後に熱放散が起きて深部体温が下がりやすく良い睡眠が得られます。

寝る2時間前にお風呂に入りましょう。お湯の温度は自分が気持ちいいと感じる温度がよいです。お湯が熱すぎると交感神経優位になり、身体が興奮して眠りにくくなるので、気持ちぬるめの温かいお湯での入浴をおすすめします。

また、お風呂に入るときのコツは**浴室の電気を消す**ことです。お風呂の電気は意外と目の近くにあり、強い光は睡眠を司るメラトニンを低下させます。浴室の電気は消して、脱衣所の電気だけで薄ぼんやりした中で入浴すれば、だんだんと身体は眠る準備に入っていきます。

自律神経を整えたければ、お風呂の最後に**交代浴**が有効です。ふくらはぎから足首にかけて、熱いお湯、冷たいお湯を交互に3回かけると交感神経と副交感神経の調整が上手になります。

ウトウトしてきたと思いベッドに入ると目が覚めて胸がどきどきするという状態は、体温が高いまま寝ようとすると起こる現象です。激しい運動を寝る2時間以内にしたりすると体温が低下しにくくなります。帽子や指の先まで覆う靴下を身に着けて寝る人もうまく体温調整ができず寝づらくなっている可能性があります。もし靴下を履く場合は、指が出るタイプのレッグウォーマーがおすすめです。

◎お酒を飲みすぎない

お酒は、寝つきはよくなりますが、浅い睡眠になりやすいのが特徴です。入眠効果で眠ったあと、アルコールが代謝されるときに浅い睡眠のレム睡眠が増加して深い睡眠になりにくくなります。じつは夕方早めの飲酒であっても、お酒は睡眠効率を低下させることが報告されています。また最短3日でアルコール耐性はでき、入眠効果も弱まりやすいです。そのためお酒の量が増えやすく、睡眠の質が下がり、日中の倦怠感や疲労感が強くなり、「生活習慣病としてのうつ」へと発展するケースもあります。

晩酌がどうしてもやめられないという人は、飲む前にお水を飲みましょう。お酒を飲んでいる最中もお水とお酒を1：1で飲む大人の飲み方をおすすめします。お酒を味わうことを幸せに感じる人もいるので、すべて「禁酒！」とは言えません。ただ、アルコールは寝酒として飲まないことは重要です。

どうしても寝酒がやめられない方は、医師に相談してお酒を一時的に睡眠薬に切り替える治療や、「節酒（減酒）外来」などを受診するのもよいかもしれません。2019年3月に処方ができるようになった減酒薬（飲酒量低減薬）はカウンセリングと組み合わせて使うことで、その有効性が確認されています。

お酒を飲む量や飲み方をコントロールできなかったり、お酒に対する強い欲望がある場合はアルコール依存症の可能性があります。

依存には正の強化（楽しい）と負の強化（嫌なことから逃げる）があります。依存症は正の強化ではなく負の強化が強い状態です。周りからは好きでお酒を飲んでいるように見えるかもしれませんが、当人は自分の意思とは別に、飲まないとやっていられない状態です。依存症の場合は負の強化をさせる真の原因に対する治療が必要になります。

また、アルコールは食欲を増進させます。揚げ物やスナックなど胃や腸に負担をかけやすいおつまみを夜遅くまで食べると、眠っているあいだにも消化が長引き、深部体温が下がらず睡眠が浅くなります。お酒はおいしく、身体にやさしく楽しめる飲み方ができるといいですね。

◎最適な就寝環境

寝具、ベッドの大きさ、枕、服装、音、エアコンの設定、外気は入れたほうがいいか、耳栓はしたほうがいいかなど、眠る環境については多くの情報があります。

睡眠グッズはあくまでサポートであり、睡眠グッズがないと眠れないというわけではありません。ライフスタイルから調整できる身体リズムのほうが睡眠に影響は大きく、眠るためのグッズをどんどん増やす必要はありません。

基本的には枕でもベッドでも本人の**寝返りが打ちやすいもの**をおすすめしています。筋肉量の違いで寝返りが打ちやすい人、打ちにくい人がいます。誰にとってもよいベッドというのは難しいのです。周りの人からすすめられても自分の身体と周りの人の身体は異なります。

ベッドは硬すぎると身体がしびれたり、汗が出にくくなったり、寝返りが打ちづらかったりします。柔らかすぎると沈み込んだ部分に圧力がかかり、腰痛や肩こりになりやすくなり、眠りが浅くなったりします。実際に一度寝転んでみて自分の身体にとって心地よいかを試すことをおすすめします。

寝ているあいだに身体から出る汗の量はコップ1杯分とも言われます。体温が下がったときに深い睡眠になるので、汗の気化熱により身体を冷やす作用はとても重要です。**通気性**は汗に大きくかかわります。

人間は寝ているときに頭と足先から放熱し、深部体温を下げます。眠れない状態は頭が熱く、四肢が冷たい状態であり、眠れる状態は頭が冷たく、四肢が温かい状態です。水枕などで頭を冷やし、手首足首をリストバンドやレッグウォーマーで温めてあげましょう。熱は足の先から出ていくので、もし靴下を履きたいときは、いらない靴下の指先を切って履くとよいでしょう。パジャマは汗を吸収しやすい素材のものだと、べたつかず気持ちよく眠れます。

寝床内で身体近傍の温度が33℃前後になっていれば、睡眠の質の低下はみられないと言われています。エアコンを26～27℃くらいにするか、羽毛の掛け布団をかけて調節するのもいいでしょう。部屋を冷やしすぎると、深部体温が上がって反対に眠りづらくなります。

音はうるさすぎても無音すぎても眠りにくいことがわかっています。夜間の騒音は、45～55 dB程度であっても、不眠や夜間の覚醒が増加します。眠れないときは耳栓をして眠るといいでしょう。

反対に、無音で感覚刺激が極端に少なくても目が覚めてしまい、物音などの些細な刺激が気になったり不安や緊張が高まりやすくなります。耳鳴りがある人は無音の場所に行くと耳鳴りが強くなる場合があります。眠るときにはラジオや好きな音楽を小さな音量でかけるのもよいでしょう。

ストレスはレム睡眠に表れる

レム睡眠、ノンレム睡眠という言葉を聞いたことがあるかもしれません。浅い眠りの「レム睡眠」では「身体」が眠り、深い眠りの「ノンレム睡眠」では「脳」が眠ります。レムはRapid Eye Movementの略でまぶたを閉じたまま、きょろきょろ目が動くことからREMと言われています。

夢を見ているのはレム睡眠のときで、記憶の情報処理、心の整理の役割を果たしています。ノンレム睡眠では、DMNが活性化し、記憶や感情、運動などを結びつけ、細胞の新陳代謝を高め、免疫の活動などもおこなわれていると考えられています。

翌日への不安が強いほど、脳が休まる深い「ノンレム睡眠」は減少するという研究もあります。「その日に嫌なことがあった」「次の日に嫌なことがある」就寝前のストレスによって浅い「レム睡眠」が増加します。嫌なことを考えながら眠りに落ちると睡眠は浅くなるのです。

「浅い睡眠は嫌だなぁ」と思うかもしれませんが、レム睡眠は情動的ストレスとかかわりをもち、嫌な記憶を削ぎ落とし、情動反応の抑制をしてくれる役割を果たします。嫌な記憶や感情から身体が睡眠を変化させることにより、自分を守ってくれているのですね。

誰にでも悩み事や心配事があるけれど、どうにもならない問題をぐるぐる考えて眠れなくなってしまう。考えるのを止めればいいとわかっていても、ぐるぐる思考を止められないときは紙に書き出してみることもおすすめします。無理をして書く必要はありませんが、その日起きた嫌なことや次の日の心配を頭ではなく、紙に書き出し、置くことで気持ちが落ち着き、明日に向けてマインドセットできるでしょう。

睡眠がうまくとれない状態が続くと脳はぐるぐる思考や不安になりやすくなり、眠

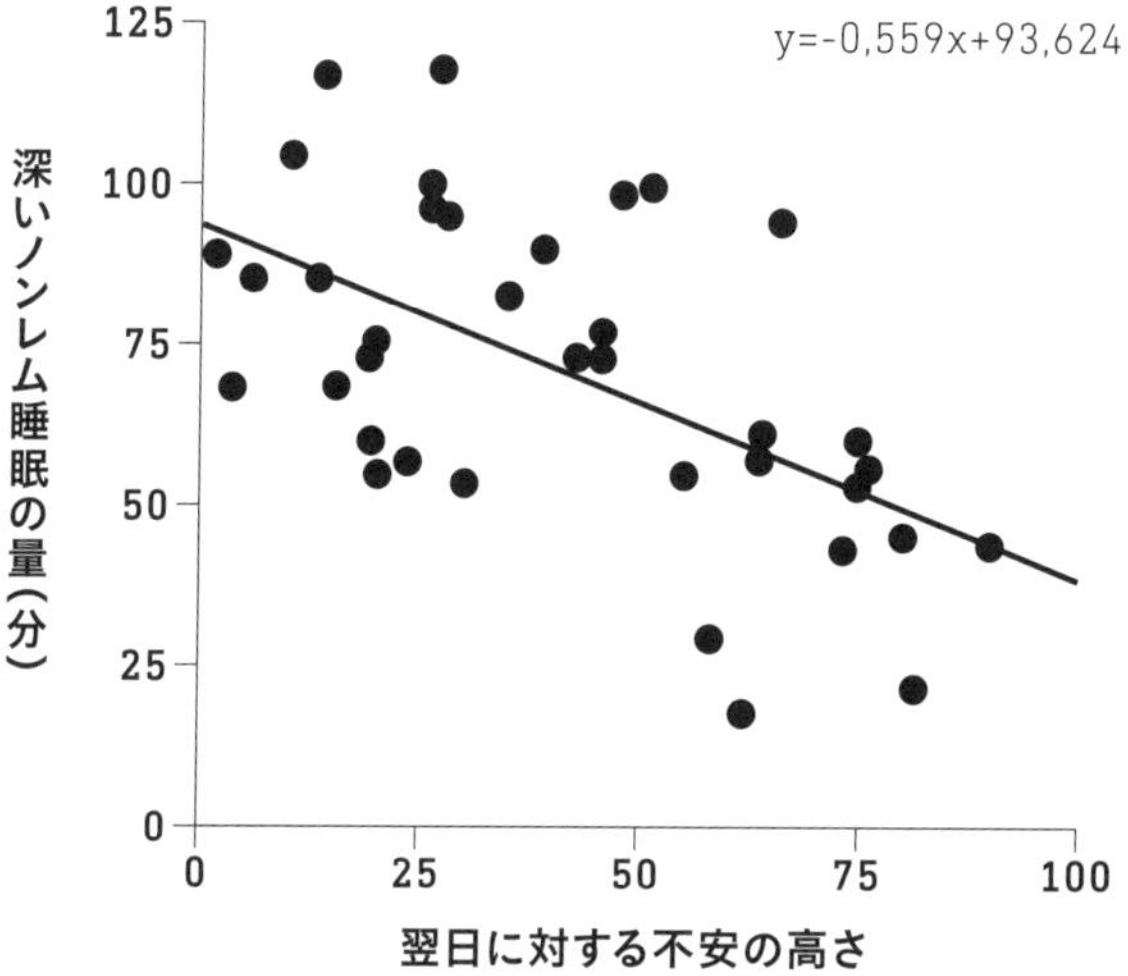

第32回日本社会精神医学会（熊本）：シンポジウムⅢ「睡眠とその関連疾患にかかわる社会精神医学的問題」
「職場における睡眠の問題」高橋正也　日社精医誌　22:500−506, 2013より改変

る前の不安が強くなることで睡眠が浅くなる、負のスパイラルに入ってしまいます。寝るまでの過ごし方として、**仕事の負担が強く疲れている日ほど仕事から心理的・物理的に距離を置きましょう。**

・リラックス（癒し、くつろげる）
・熟達（新しいことや視野が広がる）
・コントロール（余暇時間の使い方を自分で決める）

具体的にはこの3つを得られるようなことを寝る前におこなうとよいとが報告されています。

ストレッチしたり、雑誌や本を読んだり、

料理の下ごしらえをしたり、パズルをしたり、勉強をしたり……。誰かによかったものが、自分に合うかはまた別です。やっていて時間が忘れられるようなものだったり、思春期に好きだったことは自分にとって相性がよいでしょう。

ぼーっとしながら身体を動かしてできる作業としては**軽い掃除**がおすすめです。家がきれいになると翌日も気持ちよくスタートが切れます。酷使した脳をリラックスさせるためには、身体を少し使うとバランスをとりやすくなります。

スマホやテレビは人工的な光が強く、メラトニンが低下してしまうため、寝る前に見るのはあまりおすすめしません。もし、録画したドラマや映画、好きなユーチューブを見たいのであれば、「何時から何時までは見る」と時間を決める、もしくは朝少し早く起きてみることをおすすめします。寝る前ではなく、朝や日中に挟んでいくほうが脳のパフォーマンスからみると効果的です。

睡眠は90分サイクルでなくてもいい

「90分サイクルで起きたほうがいいですか?」と聞かれることがあります。答えはノーです。

睡眠には深い睡眠のノンレム睡眠、浅い睡眠のレム睡眠があるとお伝えしました。「睡眠サイクル90分説」は眠りの浅いレム睡眠は90分サイクルで訪れ、このレム睡眠の90分の倍数で起きればすっきり起きられるという仮説です。

しかしながら、入眠からレム睡眠になる時間には個人差があり、睡眠周期は「100分プラスマイナス30分~40分」とされています。

また、90分で起きなければいけないと無理矢理起きると運悪くノンレム睡眠で起きてしまうこともあるでしょう。レム睡眠は睡眠の後半になると時間が増えていくため、寝る時間を基準に90分サイクルで起きる時間を決めるよりも、寝る時間は別にして朝起きる時間を一定にしたほうがシンプルです。

睡眠はコアタイムを意識しよう

診療をしていると、「先生は完璧な睡眠ができていますか?」と聞いてくださる患者さんもいます。完璧な睡眠をしている医療者が完璧な睡眠の指導ができればとても理想的ですが、残念ながらこれも答えはノーです。会食で夜が遅くなったり、オンラインミーティングが夜中の2時からあったり、朝活の講演会で朝6時に起きたり、わたしが寝る時間はバラバラで、睡眠時間も日によってかなりの差があります。

しかし、**眠るコアタイム**（いつも決まって眠っている時間）と**起きる時間**は意識的にほぼ一定にしています。わたしの場合、夜中3〜6時がコアタイムで、起きる時間は7時と、どんなに遅くまで起きていてもこの時間は崩さないようにしています。

朝活などで早起きしなければいけないとき、たとえばいつもより3時間早く起きる予定があるときには、3日前から1日1時間ずつ起きる時間を早めていきます。

患者さんには「何時に寝てください」という指導はしません。眠りにつく時間は21時でも深夜1時でも、その人に合った時間に眠ればいいのです。

もちろん睡眠時間を削りすぎれば体調は崩します。起床後4時間後に頭がすっきりして活動できる睡眠時間を意識することが重要です。

寝ても疲れが取れていないと感じるときには、光が当たる窓の近くの床で二度寝をしたり、早めに寝ることで調整をかけます。今日眠れないことに一喜一憂する必要はありません。睡眠不足が続いて疲労していく状態であれば、コアタイムは崩れていないか、休みの日も朝起きる時間が一定かを振り返ってみましょう。

◎睡眠時無呼吸症候群

睡眠と生産性のお話をする際に避けられない病気は、「睡眠時無呼吸症候群」です。睡眠時無呼吸症候群は、いびきをよくかき、寝ている間に息が止まる。ふくよかな方がなりやすい病気でもありますが、元々日本人は顎が小さいため痩せている人でも睡眠時無呼吸症候群に比較的なりやすいと言われています。症状として日中の眠気や朝の倦怠感などが知られていますが、じつは日中のイライラも特徴的な症状です。脳が休まらないことで前部帯状回が扁桃体の抑制ができなくなりイライラしやすくなるのです。

もしもいびきをかくことが多くなった、起きるとのどが渇いている、日中の眠気、集中力低下、勃起障害気味、イライラなどの症状があれば、睡眠時無呼吸症候群を疑ってもいいかもしれません。

睡眠時無呼吸症候群の人はアルコールに気をつけましょう。アルコールには筋弛緩作用があり、抗重力筋を弛緩させ気道が閉塞しやすくなります。この状態はいわば寝ているときに首を絞められている状態です。気道が保たれなくなると、交感神経優位になり本人が気づかない程度に眠っているあいだ、脳の覚醒を繰り返し、浅い睡眠になりやすくなります。

また、女性ホルモンであるエストロゲンも抗重力筋にかかわります。女性は50歳プラスマイナス5歳の更年期になるとエストロゲンが低下します。更年期後、女性の睡眠時無呼吸症候群は3割〜4割増えるとも言われています。

睡眠時無呼吸症候群は短期的な日常生活の困り具合だけでなく、中長期的に脳卒中、心筋梗塞などの心血管イベントにつながる病気でもあります。今後の健康寿命を伸ばすためにも、心当たりがあれば、早めに医療機関の受診をおすすめします。

第4章

究極の眠る投資②
―食事―

末梢の体内時計を整える

人間には、中枢と末梢の2つの体内時計があります。中枢の体内時計のスイッチは第3章でご紹介した「朝の太陽の光」でした。

末梢の体内時計は**朝ごはん**がスイッチです。朝ごはん、昼ごはん、夜ごはん、どの食事が体内時計の調整に有効かを調べた時間栄養学の研究では、朝ごはんのみが体内時計の変化に影響を与えました。

朝ごはんを食べると、空腸・肝臓に刺激が入り、身体が「朝だ!」と認識します。「朝ごはんはしっかり食べよう」とよく聞きますね。「しっかり」というと「たくさん」食べなければいけない印象をもつかもしれませんが、朝にたくさん食べられないという人も多いです。

朝ごはんは量を多く食べる必要はなく、何か少しでもいいので食べることが重要です。ある研究では、朝ごはんのカロリー量を3分の1、6分の1と減らしていっても朝

中枢と末梢の体内時計のリズムを同調しよう！

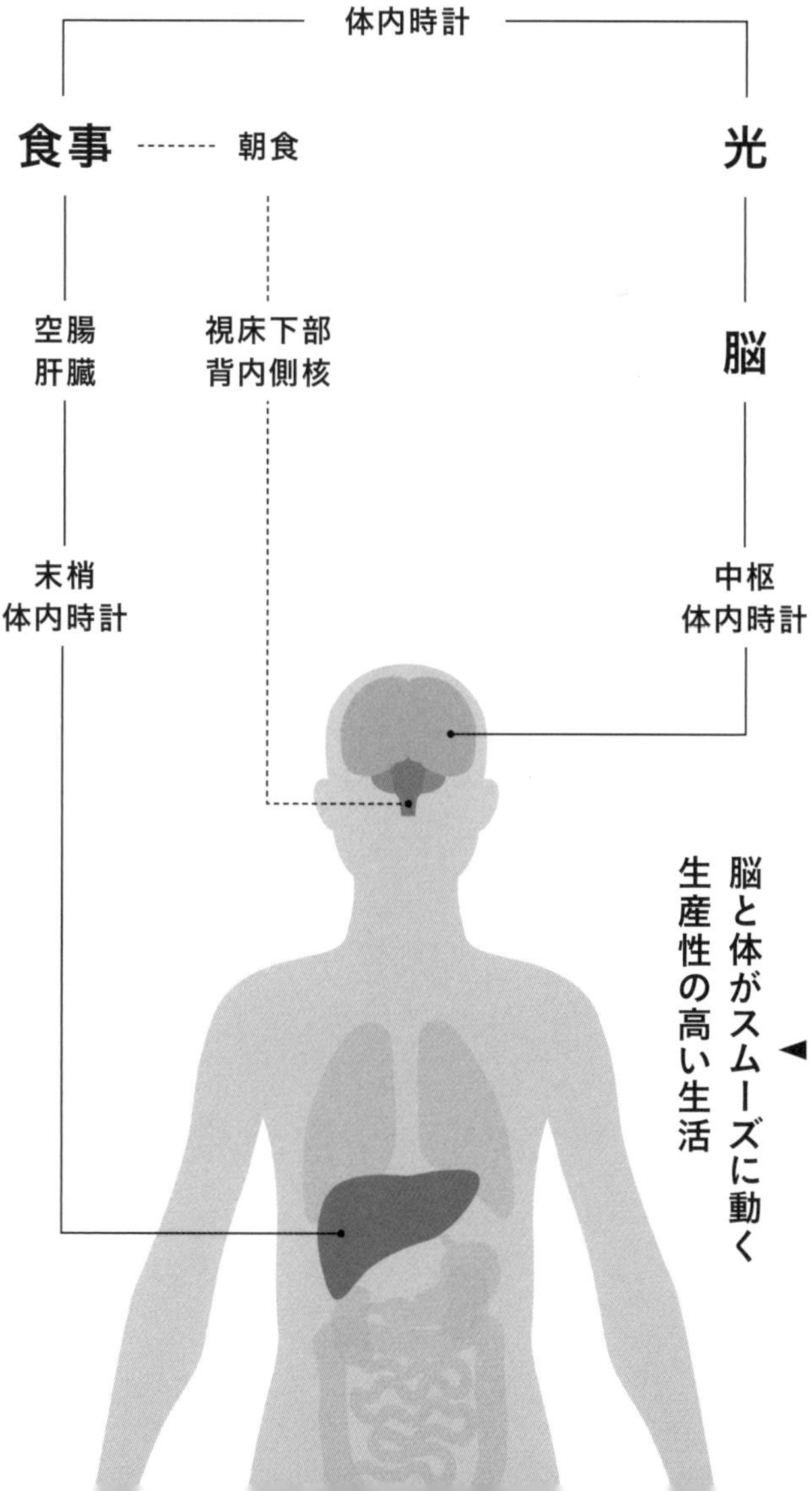

中枢と末梢の体内時計が同調する

▶ 脳と体がスムーズに動く
生産性の高い生活

ごはんによる体内時計の調整には影響がないことが明らかになりました。少量でも朝食を食べることで腸が動いて末梢の体内時計にスイッチが入るのです。

また、朝ごはんは脳を活性化することで事故を防ぐ可能性もあります。運転シミュレーターを用いた同一人物に対する事故率をみた研究では「朝食」を食べた場合と「欠食」した場合、事故率が「朝食」を食べた時に低下することが報告されています。スピードの低いうちは事故率に違いはありませんが、スピードが速くなると事故率が著しく高くなります。クリエイティブな仕事や複雑な仕事をしている人ほど、とくに朝ごはんは欠かせませんね。

中枢と末梢、それぞれの体内リズムを同調させることで、脳と身体がスムーズに動き、パフォーマンスが向上します。光を浴び、朝食を食べることで中枢の体内時計と、末梢の体内時計を合わせるのです。

朝ごはんを食べると痩せやすい？

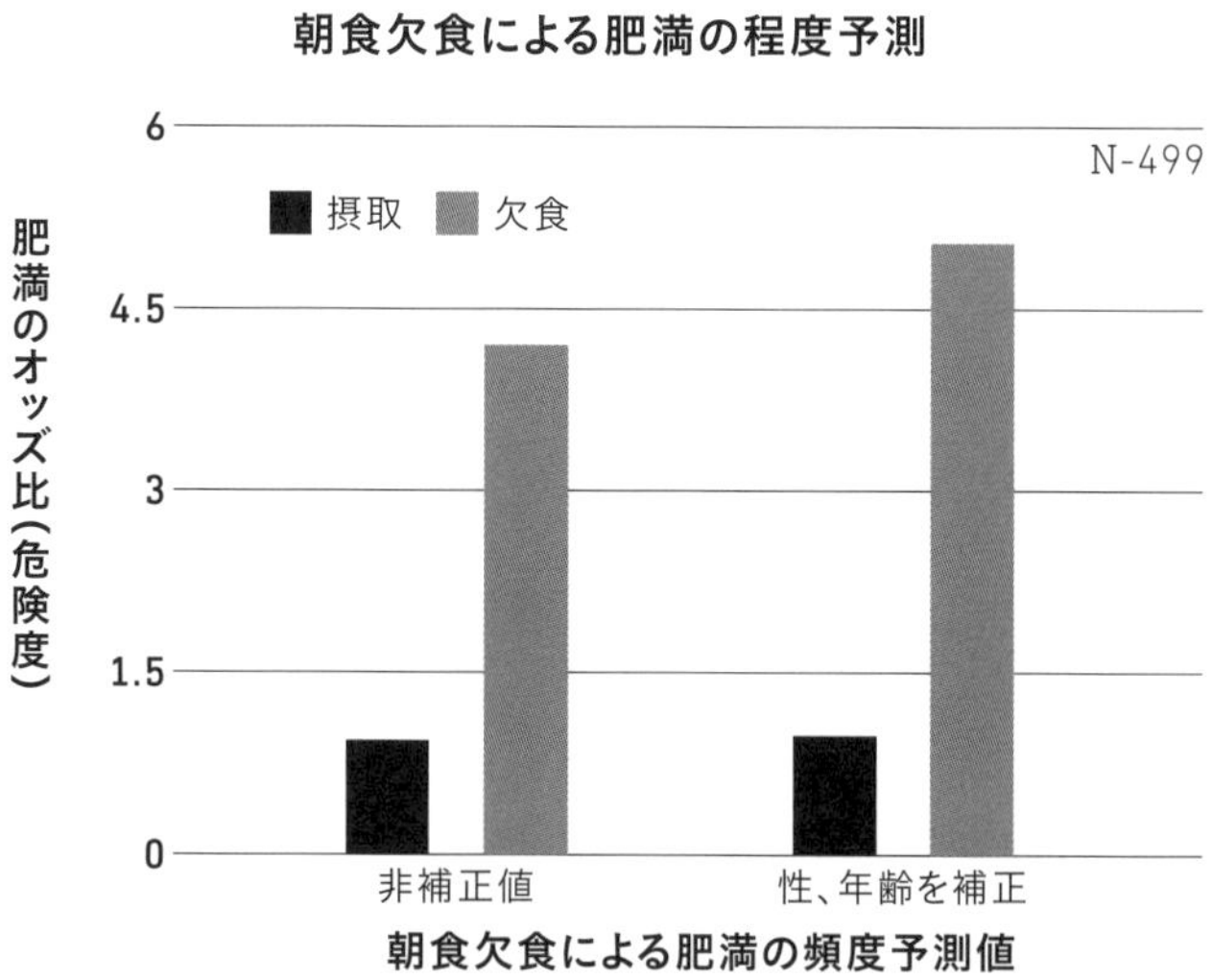

Ma Y et al. Am J Epidemiol 158:85-92(2003)

朝食をとらないほうが、エネルギー摂取が減るから痩せやすいかというと、そうではありません。朝食を食べない人は朝食を食べる人の5倍肥満しやすいことが米国人の食生活パターンと肥満危険度の関連を調べた研究から明らかになっています。

朝食を食べない人は中枢と末梢の体内時計が合わずやる気が出ない、身体がだるいなど心身活動が低下します。

また、筋肉を壊して脳に必要な糖を作り出すため、体力が低下して基礎代謝が減ります。逆に朝ごはんを食べると体内リズムが整い、エネルギー代謝がしっかりとおこなわれます。朝ごはんを食べたほうが健康的に快活に痩せることができるのです。

朝ごはんは温かいもの、夜は分割食で体温の日内変動へ備えよう

それでは、朝ごはんには何を食べればいいのでしょう。朝ごはんには**温かいもの**を食べることをおすすめしています。

私たちの身体は体温の日内変動をもっています。体温には1日の変動があり、早朝にいちばん体温が低く、夕方にピークとなり、夜に向けて体温は低くなります。

人間は体温が上がったときに活動的になり、体温が下がったときに眠くなります。良質な睡眠のためには、食事も深部体温の変化に合わせるのが効果的です。

朝に温かいものを食べると体温が上がり、日中の活動がスムーズにできるようになります。体温が上がってほしい朝には温かいものを食べるとよいでしょう。「しっかり」食べることよりも同じ時間に**何か口に入れること**が重要です。

朝からそんなに「しっかり」食べられないという人はスープとビスケットだけでもかまいません。腸を動かし、体温をあげることが重要です。

夜ごはんは「腹八分目」を目安に、消化に負担がかかる肉類や揚げ物はなるべく避け、**魚や卵、豆類などでタンパク質をとる**ことをおすすめします。ボリューミーなものが食べたい人は夕食よりも昼食に食べると消化と睡眠にやさしいです。

夜ごはんは、「寝る前に食べるとよくない」と聞いたことがありませんか。早い時間に夜ごはんを食べたいと理想では思っていても残業になったり、クライアントの予定が変わったり。忙しく仕事をしている人こそなかなか思う時間に夜ごはんを食べることが難しいかもしれません。ポイントは「寝る何時間前までに夕食を終える」と考えるのではなく、朝食を食べる時間を基準に、**朝ごはんの10時間以上前に重い夜ごはん（炭水化物や量の多いたんぱく質）を食べ終える**と考えましょう。

お腹ペコペコで遅く帰ってくると、夜ごはんはついたくさん食べてしまいます。満腹になると、胃や腸など消化管の活動が活発になり深部体温が下がりにくくなるため寝つきや睡眠の質が悪くなります。

夜遅くまで残業することが多い忙しい方におすすめなのが**分割食**です。夕方におにぎりやパンなど炭水化物を間食し、帰宅後には油っぽい食品は避け、サラダやスープなど消化の良いものを軽くとり、「食べること」を分割します。胃や腸に食べ物がある時間を短くするために、帰宅後は消化に負担がかからないスープやお茶漬けなどをゆっくりとよく噛んで食べるとよいでしょう。

日本人は元々農耕民族であり、野菜や穀類など消化しにくい植物性の繊維を中心に食べていました。日本人の腸は欧米人と比べて長く、お肉を消化するのには向いていません。お肉を消化するには時間とエネルギーがたくさん必要になり、内臓が休めず寝ても深い睡眠になりにくくなるのです。

分割食は、夕方から夜にかけてのエネルギーとなり、残業ももうひとがんばりでき、睡眠の質の低下を消化に負担をかけずに予防することができます。

わたしの場合、朝や昼にしっかりとお肉やお魚を食べて、夜は軽くサラダやスープですませるようにしています。人間の体は10時間絶食になると、「休むとき」と認識して休憩モードに入ります。診療終わりは21時から22時くらいになるため、そこから夜ごはんを食べてしまうと睡眠の質が悪くなり、その次の日は胃がもたれて朝ごはんが食べられず、一日中、身体が重い状態になってしまいます。

分割食は、家で自分の好きなお米や具材でおにぎりを握り持っていくのも、その日の楽しみとなりますのでおすすめです。

また、お腹は空きすぎても眠れません。空腹中枢が働くことで脳が興奮状態になり寝つきが悪くなります。その場合は消化のいいスープやスプーン一杯のお米などをよく噛んで食べると寝つきがよくなります。

夜の間食には**ナツメ**がおすすめです。ナツメはビタミンやミネラルが豊富であり東洋医学では気の異常（エネルギーが不足して疲れている状態）にも効果があるとされています。睡眠のお悩みに用いられることが多い「酸棗仁湯」の漢方薬にもナツメが入っています。お腹が空いて眠れないときにはナツメや温かいお味噌汁などを食べてみてください。

ぐるぐる思考を止め、睡眠をよくする食事

睡眠ホルモンのメラトニンは幸せホルモンのセロトニンからつくられ、セロトニンは**トリプトファン**からつくられます。

脳内のセロトニンは食べたトリプトファンの量に影響されます。必須アミノ酸のトリプトファンは自分たちの身体では十分につくり出すことができないアミノ酸であり、食事でとる必要があります。

セロトニンは幸せホルモンとも呼ばれ、ほかの神経伝達物質のドーパミン（喜び、快楽など）やノルアドレナリン（恐怖、驚きなど）などのバランスをとる脳の調整役です。

セロトニンは腸に90%、血液に8%。そして、残りの2%が脳にあります。腸のセロトニンが脳に取り込まれているわけではありません。脳には血液脳関門（BBB：Blood-brain barrier）というバリアーがあり、腸にあるセロトニンはこの血液脳関門

セロトニンとメラトニンの関係図

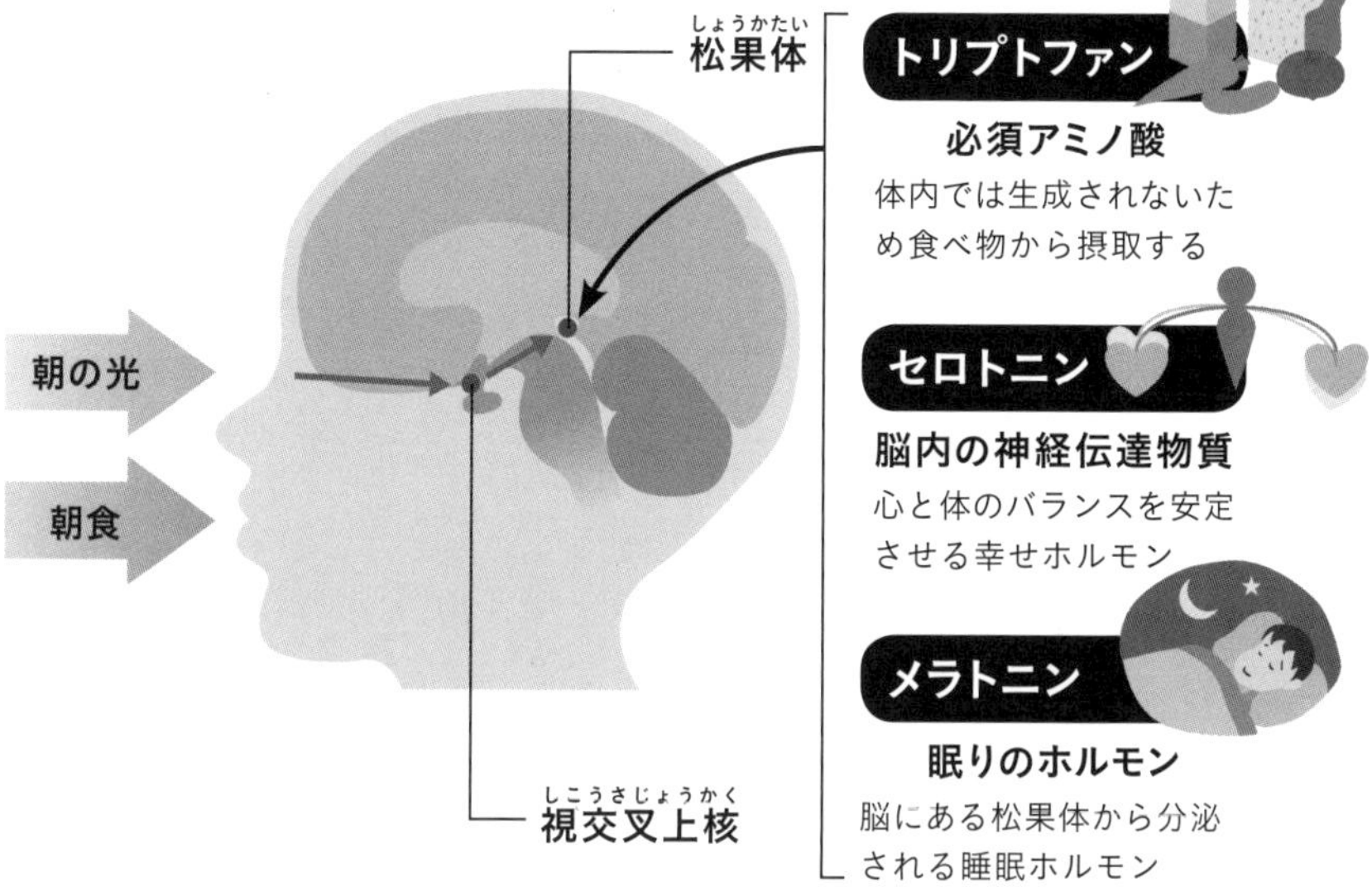
松果体《しょうかたい》
トリプトファン
必須アミノ酸
体内では生成されないため食べ物から摂取する
朝の光
朝食
セロトニン
脳内の神経伝達物質
心と体のバランスを安定させる幸せホルモン
メラトニン
眠りのホルモン
脳にある松果体から分泌される睡眠ホルモン
視交叉上核《しこうさじょうかく》

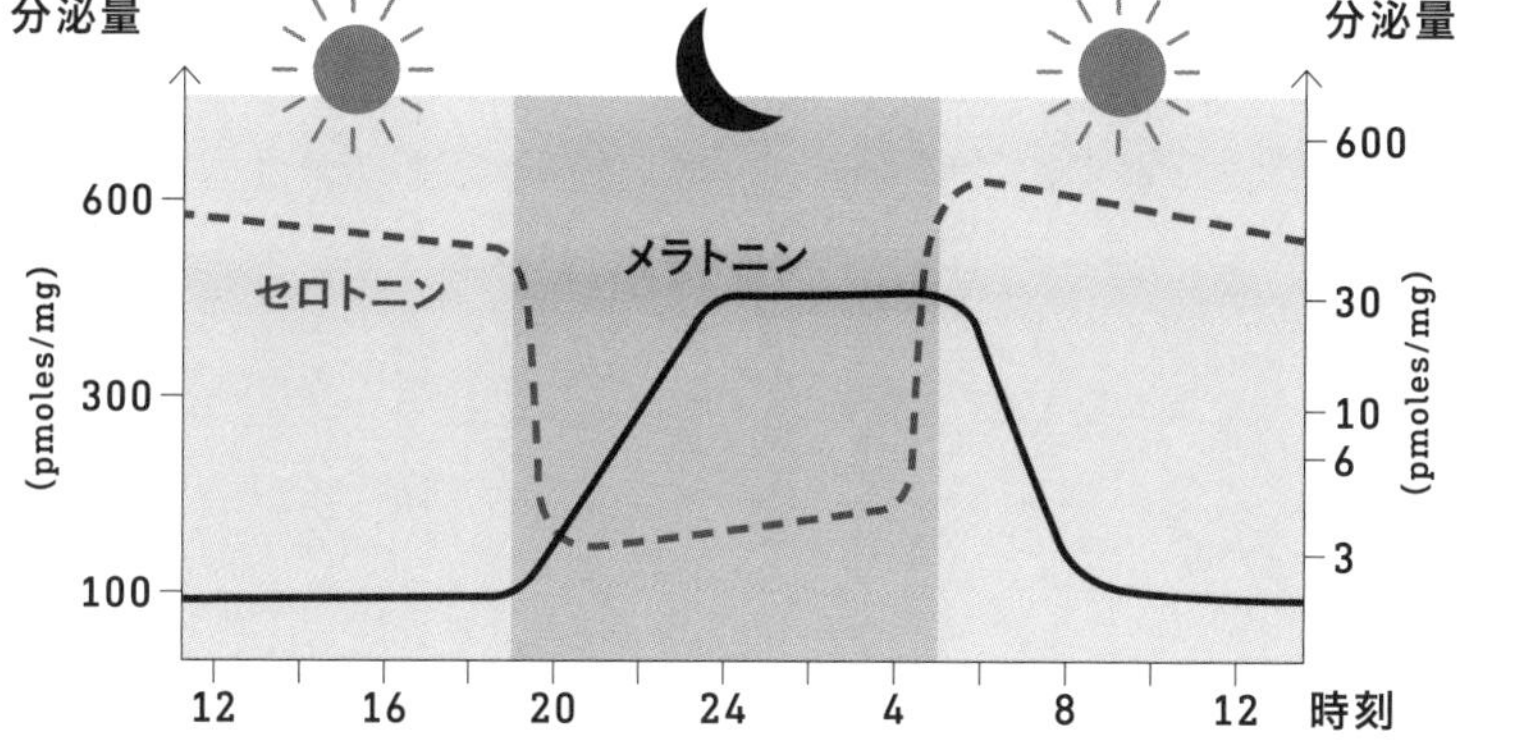
セロトニン分泌量
メラトニン分泌量
600
300
100
(pmoles/mg)
600
30
10
6
3
(pmoles/mg)
セロトニン
メラトニン
12
16
20
24
4
8
12
時刻

を通過できないため、脳へトリプトファンを取り込み、脳の中でトリプトファンがセロトニンに変わる必要があります。

食事からとったトリプトファンは血液中から脳に運ばれます。トリプトファンを運ぶ輸送体はトリプトファン以外のアミノ酸も一緒に運んでいます。通常、脳には長鎖中性アミノ酸が積極的に取り込まれるため、あまりトリプトファンは脳に入っていくことはできません。

脳内にトリプトファンを増加させるには、炭水化物が必要です。炭水化物を摂ると血糖が上昇し、インスリンが分泌されます。インスリンの作用で、長鎖中性アミノ酸は筋肉などに使われて、脳内へトリプトファンの取り込みが増加するのです。

心や睡眠を安定させるためにセロトニン、メラトニンを効率よくつくるには、トリプトファンだけでなく炭水化物も一緒にとる必要があるのです。

トリプトファンが豊富な食品

トリプトファンは野菜や果物よりも**肉、魚、卵、豆、乳製品**といったタンパク質に豊富に含まれます。患者さんに「何を食べたらいいですか?」と聞かれたら、わたしは**お味噌汁、魚定食、バナナ**を推奨しています。

乳製品もトリプトファンを多く含みます。わたしはチーズや牛乳などの乳製品が好きなので間食に小さなチーズを1個〜2個食べることもあります。

乳製品は身体によくないものと考える健康志向の人もいるかもしれません。体格や日常生活の身体活動によっても必要な栄養量は異なりますが、どの食事も食べすぎたり、食べなさすぎたりしなければ、身体にとっておいしく食べられるものを食べるといいのではと考えています。

バナナはセロトニンをつくるために必要なトリプトファン、ビタミンB6、糖がバランスよく含まれています。もし朝に時間があれば、**焼きバナナ**がおすすめです。東洋医学の考え方では、バナナは体を冷やす陰性の食べものですので、焼くことで陰性を和らげ身体を冷やしにくくすることができます。

トリプトファンが豊富な食べものとしていち押しなのが**お味噌汁**です。一汁で色々な具材を取ることができますし、朝ごはんで食べると末梢の体内時計リズムと体温リズムが整います。また、消化に負担もかからないので夕食や夜食にも最適です。

お味噌汁はほんとうにバリエーションが豊富です。水、出汁、味噌、具材、温かい・冷たい、和風だけでなく、中華風、韓国風、洋風とさまざまな組み合わせがあるので食べ飽きません。出汁の種類によっても風味はまったく異なりますし、肉も野菜も入れれば、一汁で十分おかずになります。具材を入れて煮るだけなので、誰でも簡単につくれます。

納豆、豆腐、キムチ……なんでも味噌汁に入れます。時間があるときはトリプトファンが多いかつお節を自分で削ることもあります。手間だと思われるかもしれませんが、削り器を使う単純作業は脳にそれほど負担がかかりません。日々忙しいからこそ、簡単なことを丁寧に。自分の食事に向き合い、自分の「体」をいたわる時間として取り入れています。

味噌の保管は冷蔵庫ではなく、「冷凍庫」です。冷凍すると麹が眠った状態になり、発酵がストップするので味を劣化せずに保つことができます。味噌は冷凍しても固まりません。アイスクリームのようにスプーンですくって使いましょう。

「マインドフルネス」に食べる

周りの人がいう「身体にいい」ものが「今の自分の身体」にとっていいものかは必ずしも一致しないときもあります。春、夏、秋、冬、晴れ、雨、曇りの日もあれば、暖かい、寒い、疲れている、胃もたれがある、お腹がとても空いている、天気や季節、体調の変化。身体はいつも環境や状態に合わせて変化しています。今の自分の身体に、身体が何を必要としているか聞いてみてください。

身体に必要なものはそのときの身体がいちばん知っています。実際に食べてみる前、食べた後に「自分の身体がおいしく食べられているか？」もう一度確かめてみるとよいでしょう。

「味がおいしいもの」が「自分の身体においしいもの」とは限りません。寒い日のアイスよりも暑い日のアイスのほうがおいしく食べられますし、風邪のときにはラーメンよりもおかゆのほうがおいしい。同じトマトでも輸入したトマトよりも自分がいるその土地で育った旬のトマトのほうがおいしく感じるものです。

その食事をすることで、自分の身体がどのように変化するのか。自分の身体は何を求めているのか。舌だけではなく食事を身体で味わってみてください。東洋医学では、自分の身体がもつ「自然治癒力」の力を引き出すことを大切にしています。自分の身体に合った食事は身体が持つ本来のリズムや身体全体を調和する力を取り戻します。自分の不調を癒す力は、予防として症状が出にくくなる状態をつくるだけでなく、元々もっている心身の能力をしっかりと発揮し続けられる状態をサポートします。

日本の「いただきます」の文化はとても素敵な文化です。食事の前に「いただきます」と挨拶し、食べるのは日本だけです。食材の命に、育て栽培したり、運んだり、おいしく調理したりして、目の前の食事にかかわる生命と人々に感謝して大切にいただく。食材の命や誰かの想いが自分の身体に還元されたときにどのように感じるか。食物がどのように自分の血肉になるかを感じながら食べると、より一層、感謝の気持ちが強まります。

人間の身体は不思議で、自分の身体に合っているものを食べるときは、それを「おいしい」と感じます。

漢方薬は苦いイメージがありますよね。しかし、その人の身体(証)に合った漢方薬を処方すると、ほかの人にとっては苦く感じるものが、その人にとってはおいしく感じたりします。診療の際に、苦いはずの漢方を「おいしく飲めていますか?」と確認するのも漢方の証の確認のひとつなのです。

「医食同源」という考え方があります。日頃の「食」は「医」による病気の治療や、身体を健やかに保つための薬と同じ働きをする。生命を養い健康を支えるのは「医」も

「食」も根源は同じという考え方です。

お味噌汁の具材はその土地の朝市やつくった人の顔が見えるようなお野菜がおすすめです。「身土不二」、身と土、二つにあらず。人間の身体と人間が暮らす土地は一体で、切っても切れない関係にあるという意味です。

その季節にとれる「旬」のものを中心に食べれば、暮らしている場所の気候・風土に適応し、季節の変化になじむことができます。近いところでつくられたお野菜は、その土地のその水、土、空気で育ち、「旬」のものとして、その瞬間にいちばん力強く生きているものが多いです。鮮度がよく、農薬が少なく、栄養価が高い。そのようなお野菜はぎゅっと味も濃いことが多いのです。

舌を鍛えておいしく食べるシェフになろう

日本の食事は「舌」を鍛えるにはとても適しています。塩味、酸味、甘味、うま味、苦味とさまざまな味があり、主食のお米と主菜、副菜、汁物など味の薄いもの、濃い

各食べ方の血糖値上昇の変化

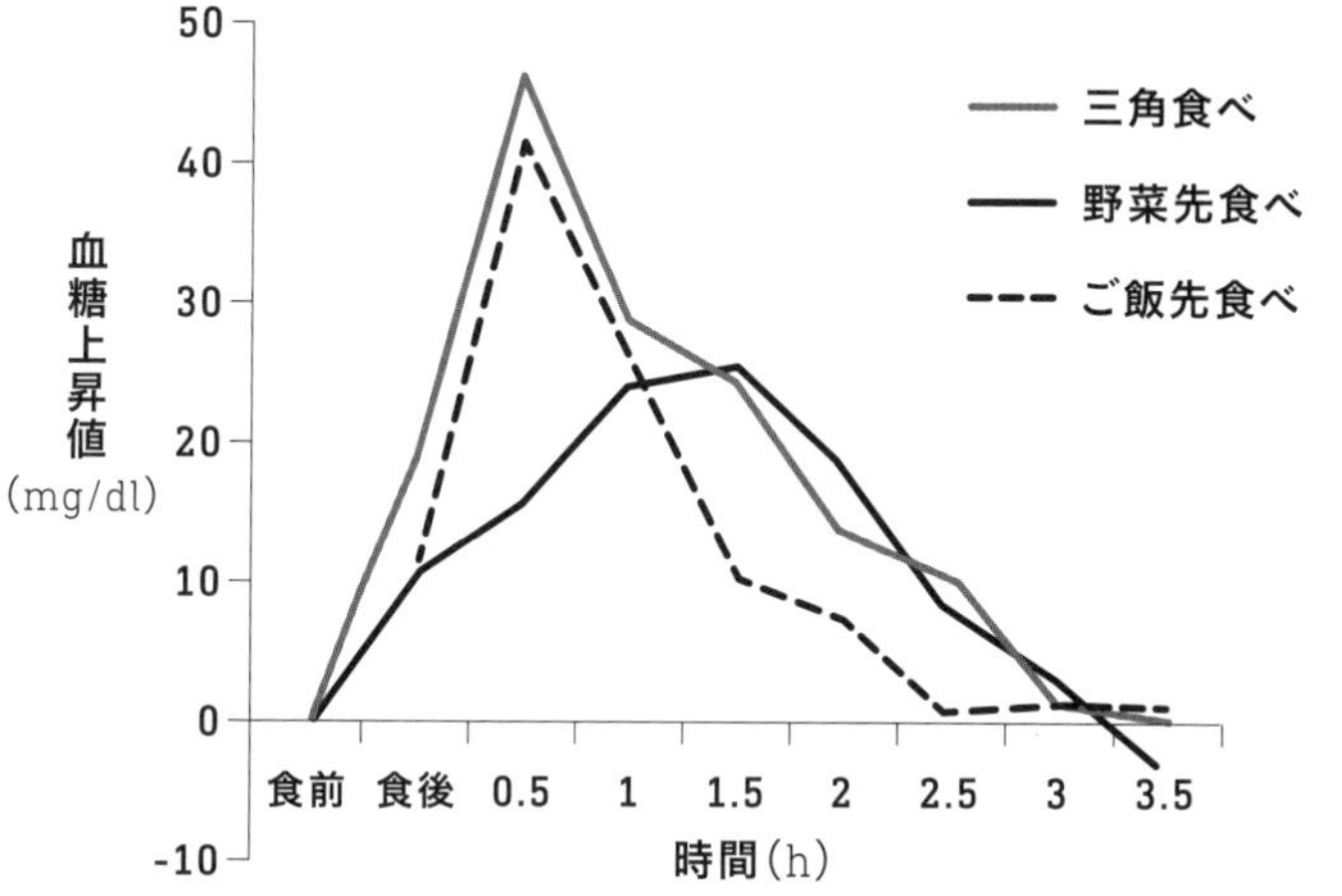

「7 料理の食べる順番と血糖値の違いについての検討」より改変
川崎美也子1),3), 捧園子1), 橋本通子1),4), 深川貴世1),4), 加藤めぐみ1),4), 仲田能理子2), 長谷川由美2), 石川英子5)
1)大阪府栄養士会地域活動部会, 2)兵庫県栄養士会地域活動部会, 3)放送大学教養学部, 4)日本食生活指導センター, 5)羽衣国際大学
日本未病システム学会雑誌 22(1): 64-67, 2016.

ものを交互に少しずつ味わえる食べ方ができます。

血糖値の急上昇を予防し、自分の「舌」を鍛えるには「野菜先食べ＆三角食べ」がおすすめです。

「三角食べ」とは、日本の食育でも用いられてきた食べ方のひとつです。お米やパンなどの主食と、魚や肉などの主菜、お味噌汁やスープなどの汁物を順序よく食べる方法です。

「野菜先食べ」は血糖値の急上昇を予防できます。ご飯先食べ、野菜先食べ、三角食べを比較した研究では、野菜先食べのみが血糖値の急激な上昇を防ぎました。また野菜先食べと三角食べは食前の血糖値への穏やかな戻りを示しました。

口中調味《こうちゅうちょうみ》という言葉があります。お米とおかず類を交互に食べ、口の中でゆっくり混ぜ合わせることで味の変化を楽しむ食べ方です。

味つけが濃いものも、味つけが薄いものと一緒に食べることで口の中で「自分にちょうどいい味」ができ、自分の舌に合う自分だけの味わいをつくり、「舌」を鍛えることができます。同じ料理を食べ続けることは、味に慣れてしまい味つけが濃くなってしまうこともあります。しかしながら、三角食べをすると口中調味により、ひと口ひと口の味を敏感に察知し味わうことができます。

口中調味のよいところは、舌を鍛えるだけでなく、セロトニンを増やすことにもつながります。お米だけで食べるときよりも、おかずと一緒にお米を食べるほうが、口の中で変化する味わいを感じようとするため噛む回数が増えます。リズム運動である「噛む」回数が多くなると、セロトニンを「食べ方」でも増やすことができるのです。

噛む回数が増えると唾液も増えます。唾液中の酵素がよりよく働き、消化や吸収をしやすくなり身体にも睡眠にもやさしい食べ方となります。食事のときにひと口につき5回だけ多く噛んでから飲み込むようにしてみるのもいいでしょう。噛むことは背外側前頭前野の血流を上げ、活動を高めるとも言われています。

味の習慣は10日間で生まれ変わる

薄味のものをずっと食べていると濃い味が食べられなくなります。同じように濃いものを食べているとやはり味が薄いものではなく濃いものを食べたくなります。いつも惣菜パンを食べていると惣菜パンを食べたくなります。ラーメンを食べているとラーメンを食べたくなります。

人間の身体はつねに環境に順応していきます。いつも食べている食事へ、舌や腸内細菌、脳の習慣ができていきます。なんとなく食べたいものは身体がほんとうに食べたいものではなく、身体の習慣になっているものかもしれません。食べたいというよりも無意識に食べているケースもあるのです。

自分が食べ慣れている食事を「自分の身体が喜んでいるか？」と、自分の身体に聴きながら一度食べてみてください。その食事をしたときに自分の身体が喜ぶ感じがなければ食べるのを止めてみましょう。

食べものの味を感じる「味蕾《みらい》」は約10日で生まれ変わります。「塩気の強いものが食べたい、甘いものが食べたい！」とコントロールできずたくさん食べてしまう、という方は、一度「身体にとっておいしい食事」を2週間とってみることをおすすめします。14日間、「身体が喜ぶ食事」をすると、ふたたび元の食事をとったときに味が濃くてびっくりするかもしれません。

「舌」が鍛えられると自分の身体にとっておいしいものと、そうでないものがわかります。だんだんと舌や腸内細菌、脳が調整されることで自分の身体が喜ぶ食事を無意識に選ぶことができるようになるのです。まずはほんとうに自分の身体が食べたいものかを察知する感覚を磨いていきましょう。

食べない眠る投資

食べる眠る投資があれば、食べない眠る投資もあります。質の高い睡眠を促すために食べないほうがいいのは、**インスタント食品**です。インスタント食品はリン酸塩（保存料）を含み、亜鉛の吸収を妨げ、カルシウム排出を促します。

亜鉛が不足すると、イライラしたり、落ち込みやすくなったり、味覚が変わったり、不眠の状態になりやすくなります。

カルシウムは精神安定作用をもっています。悪夢を多くみる驚きやすい不眠症の方に処方される漢方の「柴胡加竜骨牡蛎湯」はカルシウムを含む牡蛎の殻や骨が生薬として使われています。カルシウムは精神安定につながると考えられているので、悪夢をみてなかなか落ち着いて眠れないという人はカルシウム不足ではないか、インスタント食品を食べることが多くなってないか、を振り返ってみるといいかもしれません。

また、ストレスが溜まっているとついチョコレートなど、甘いものを食べたくなりませんか。デスクワーク中、引き出しに大量のお菓子をストックして食べている人はストレス耐性が低い人です。人間はストレスを受けると脳内ではセロトニンが少なくなり、脳にセロトニンの元となるトリプトファンを脳に増やすため「糖」が欲しくなります。

十分にトリプトファンがないと、糖を食べても脳内にセロトニンをうまくつくり出せなくなります。なんでもいいから甘いものに食らいつきたいというときには甘いものではなく、**トリプトファンが多い食材を間食におすすめ**します。

甘いものを食べると、快感中枢が刺激され、一時的にエネルギーがアップし幸福感を得ることができます。しかしながら、炭水化物や甘いものを一気に取ると、血糖値の急上昇と急降下をする**血糖値スパイク**が起き、眠気、疲労感、空腹感、集中力の低下などにつながります。

脳は身体に必要なブドウ糖の約25％を消費しています。血糖値が下がると、アドレナリンやコルチゾールなどのホルモンが働き血糖値を上げようとします。このホルモンの変化により身体の波が起こり、イライラ、怒り、焦燥感などの心の波が起こります。このような血糖値スパイクは、心の波を大きくするだけでなく、血管を傷ませ、身体の酸化や炎症を起こし肥満、インスリン抵抗性、ホルモンバランスの乱れ、認知症、糖尿病などを起こしやすくさせると考えられています。

また、東洋医学では甘いものは「冷え」を身体に入れるものです。「冷え」は万病のもとであり、「冷え」により心身の機能が低下してしまいます。

わたしの場合はお腹がすくと機嫌が悪くなるので、チーズや栄養補助食品などを診療の合間によく噛んでちょっとずつ間食しています。

パクパク食べるというよりは、ひと口食べて置いておく。またひと口食べて置いておくという食べ方をします。**惣菜パン、チョコレート、キャンディ、スナック菓子など糖質の多すぎるもの**は逆にお腹が空いたり、眠くなったりしてしまうのであまり食べません。チーズや栄養補助食品のほかには、家から大きな玄米おにぎりをつくって持参し、1日を終えるまでのあいだに少しずつ食べていきます。

好きなものを完全に制限するとストレスになり、反動でたくさん食べてしまうことがあります。

もしカツ丼が食べたくなったら、量を半分にしてサラダをその分とる。夜ではなくランチにして、残りの半分を夕食にするなど食べ方を工夫しましょう。バイキングのときは、バイキングを存分に楽しむ。その次の日の朝はフルーツなど軽い食事に調整する。野菜を1品加えてみるなど睡眠と同じように**1日、3日、1週間の単位で食事も調節しましょう。**

人間の食事の特徴は「楽しむ」ことです。動物と異なり、人間は食事で栄養をとるだけでなく、団欒として食を通じ、「人とのつながり」を楽しみ、「味」を楽しみます。身体にいいからといって嫌いなものを食べ続けると食の「楽しみ」がなくなります。自分の身体も、心も楽しむ。人生を楽しむ食事をしましょう。

眠りをサポートする

お味噌汁レシピ

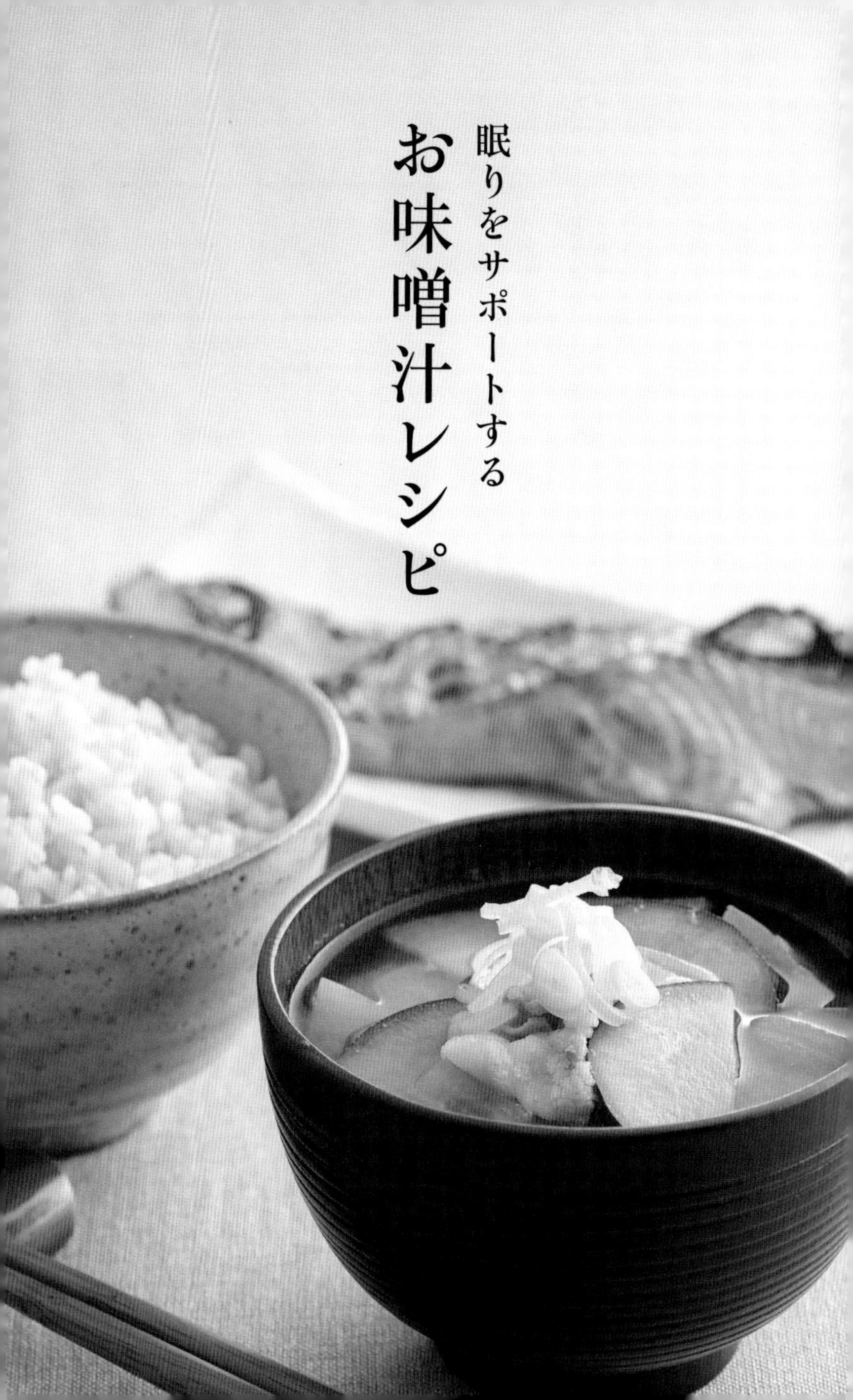

睡眠の投資を支えるお味噌汁

睡眠を司る「メラトニン」をつくるには、セロトニンの素となる「トリプトファン」が必要です。忙しい日々のなかで手軽に自分の心身を労わりたい、よりよい睡眠もとりたい。そんな方におすすめしたいのが「お味噌汁」です。水、出汁、お味噌、具材が少し変わるだけでお味噌汁は朝も昼も夜も深夜でも。いつでも自分の身体に合わせておいしくいただけるのです。

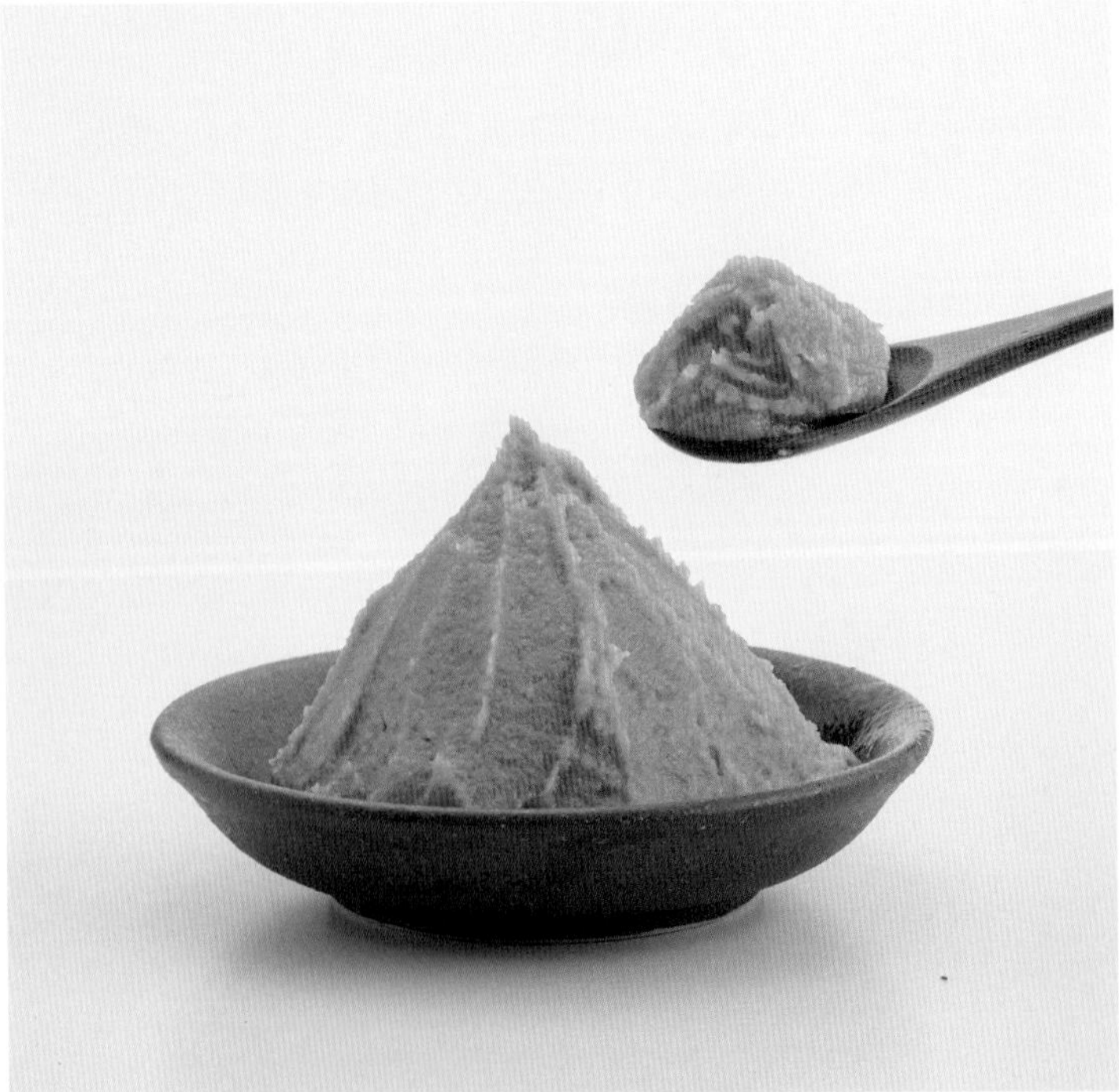

お味噌汁には色々な具材を加えられます。
一汁にたくさんの栄養がぎゅっとつまります。

お味噌汁はつくり方がとってもシンプル！
忙しいなかでも、簡単に自分の心身を
「ひと手間」でいたわることができます。

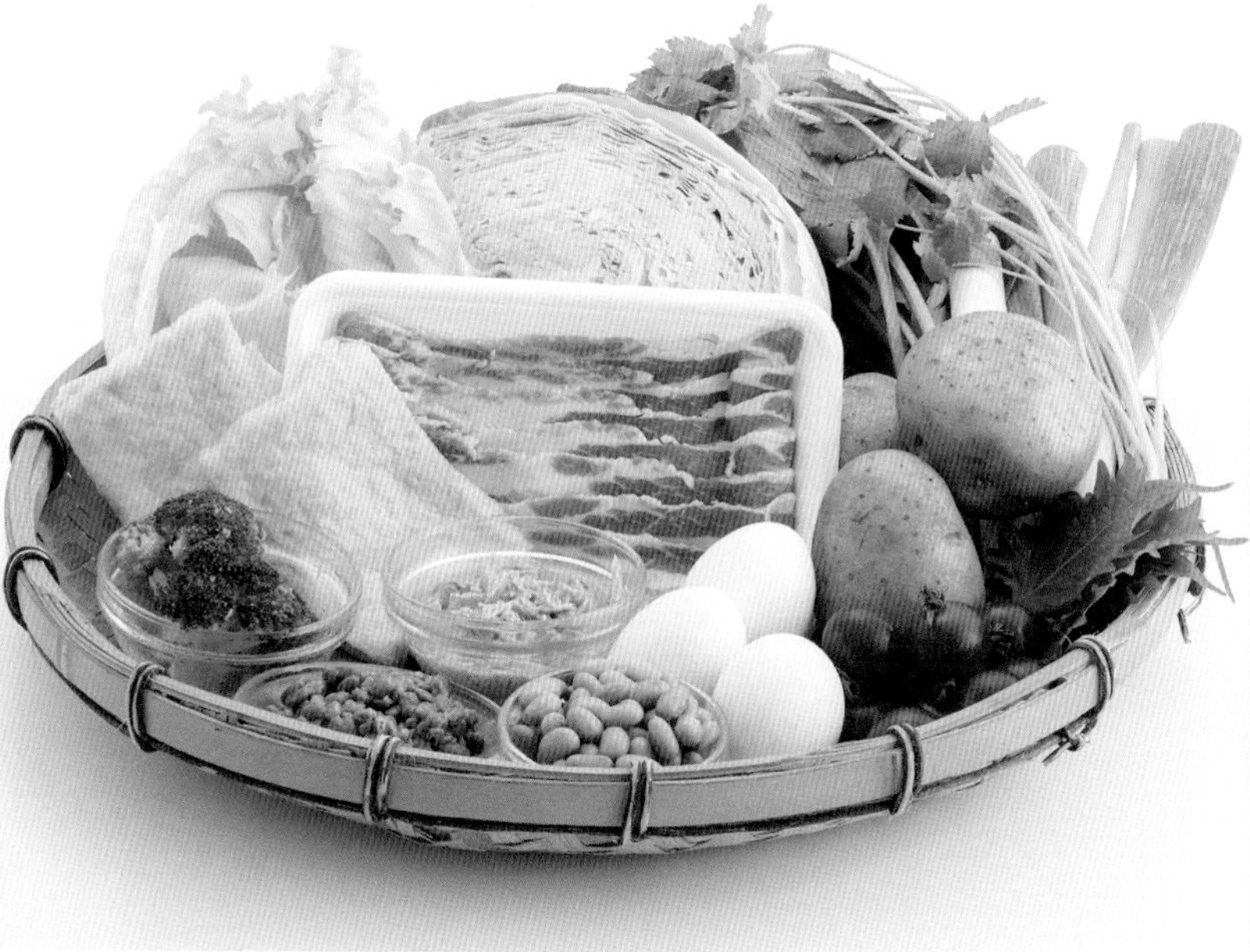

切る

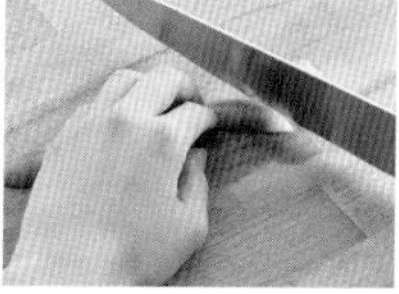

▶

煮る

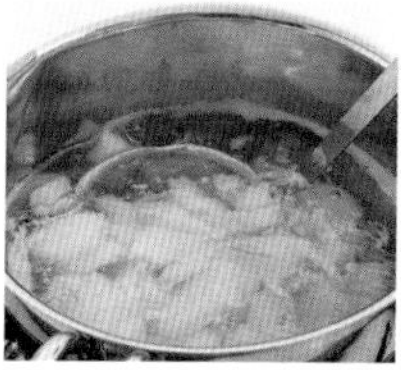

▶

お味噌を加える

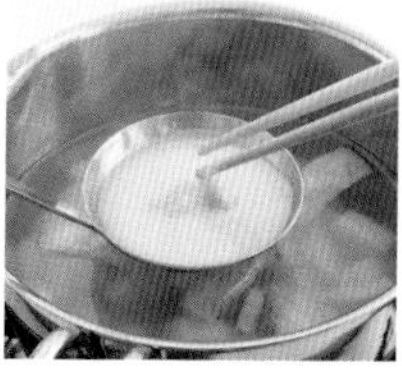

＼これだけで完成！／

出汁をつくろう

<出汁のいいところ>

・出汁の「うまみ」は食事の満足感を引き出す
・下味がしっかりついていることで塩分をおさえられる
・出汁をとる「ひと手間」が心の「余裕」につながる

出汁のつくり方

水1200ml　昆布10cm
昆布と水を一緒にポットに入れ、
蓋をして冷蔵庫に入れ1晩〜2晩置く

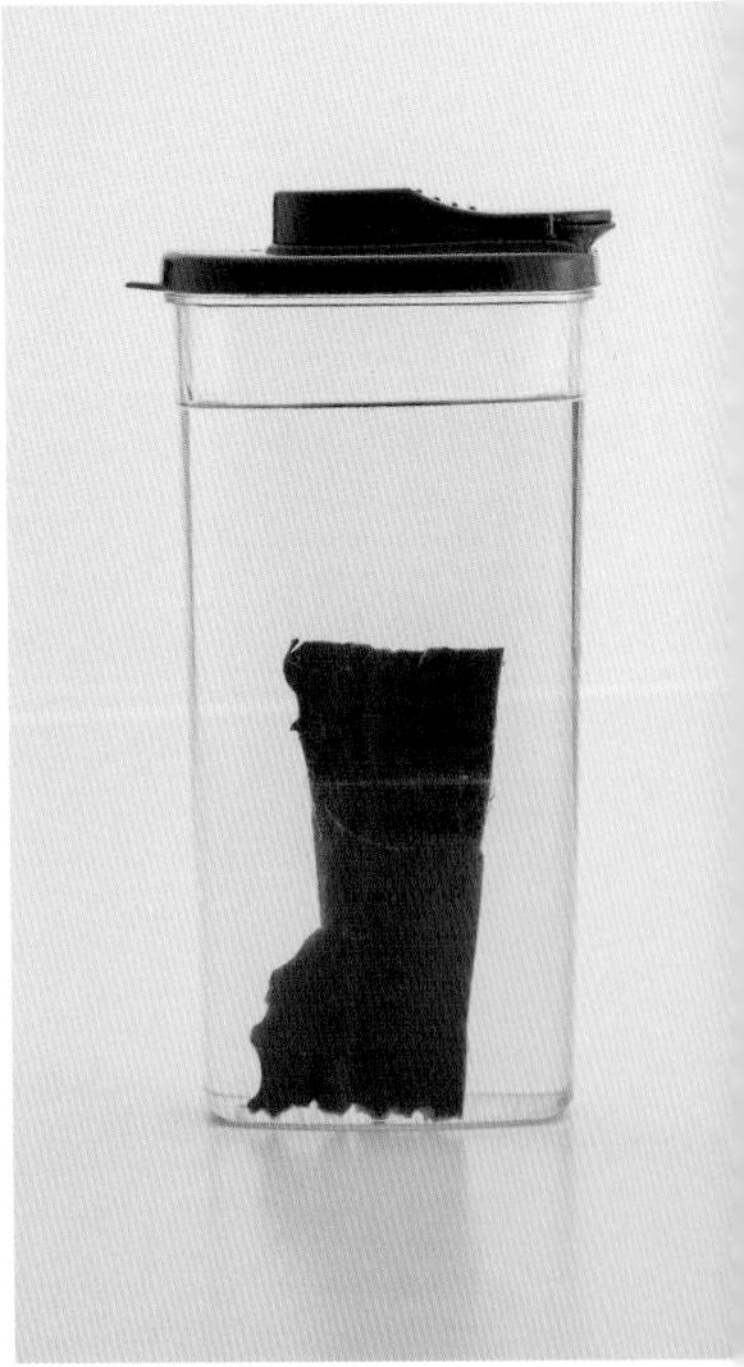

合わせ出汁（2人分）

昆布出汁を400ml入れ、煮立たせてから、鍋にザルをいれて、鰹節パックを1個入れてひと混ぜしてすぐに火を止める

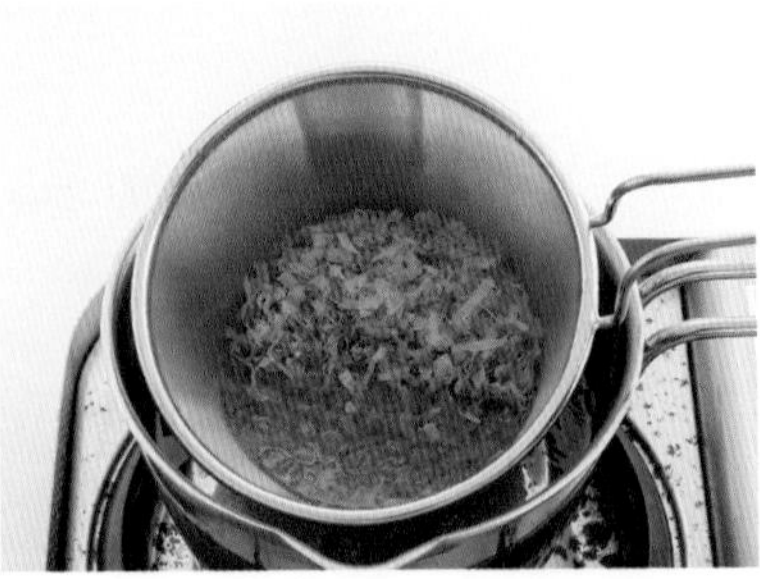

出汁がなかったときの「早出し出汁」

1

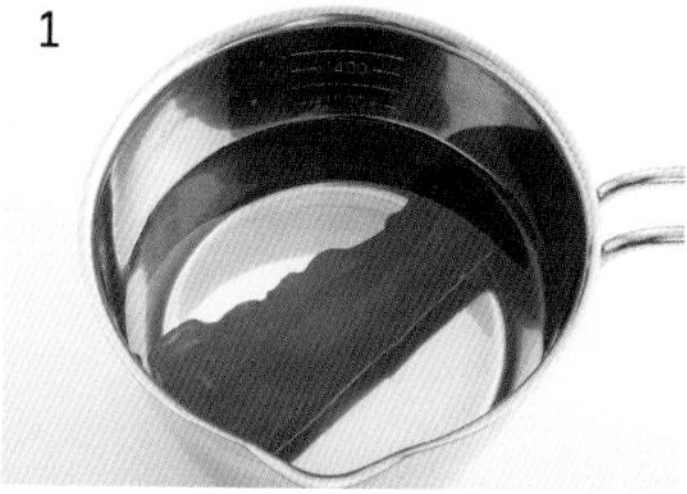

鍋に水1200ml+昆布10cmを入れ、火にかける。

2

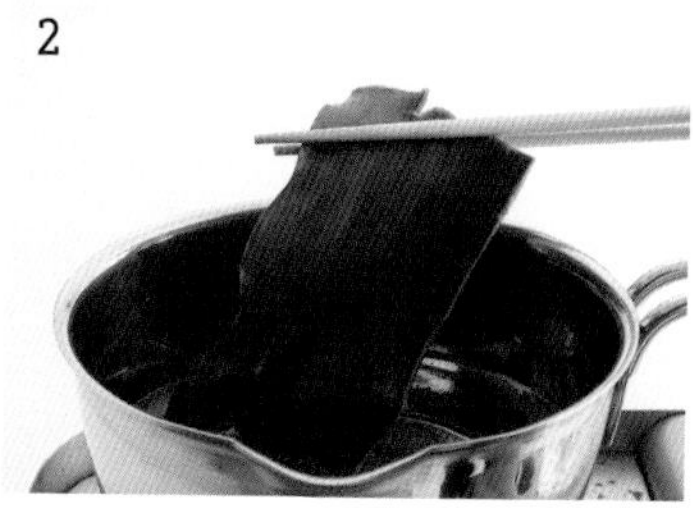

鍋に小さな泡がついてきたら昆布を取り出す。

3

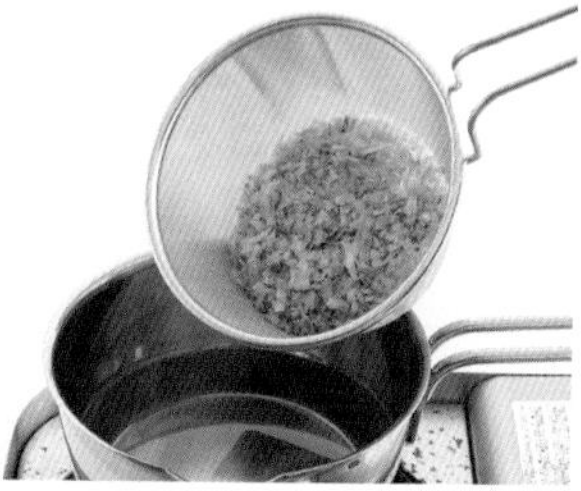

煮立ったら鍋にザル、鰹節パックを2個入れてひと混ぜしてすぐに火を止める。

4

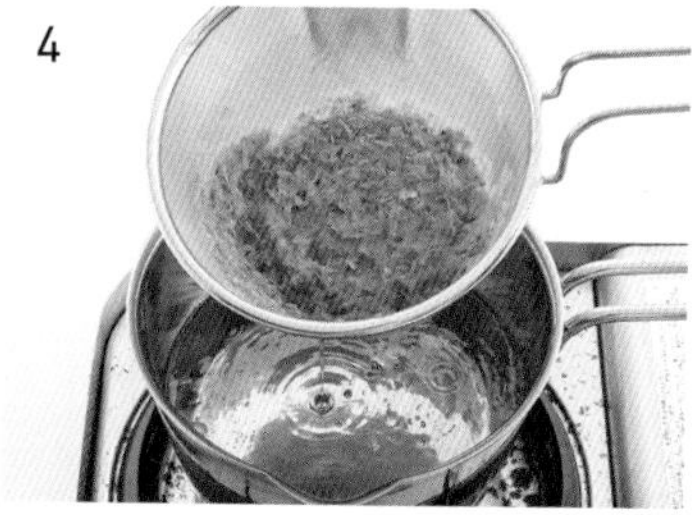

ザルを上げて鰹節を取り出す。

※かつお節にはセロトニンの生成に必要なトリプトファンもビタミンB6も含まれている
※うまみの相乗効果
昆布出汁とかつお出汁の相乗効果でさらにうまみが増す

とにかくめんどくさいときは顆粒出汁

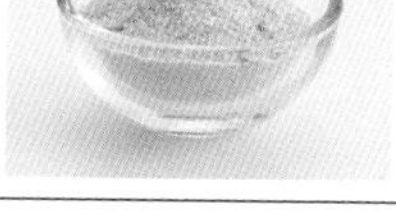

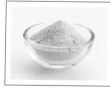

お味噌を溶いた「後」に入れる。

朝

シャキッとめざめたい

Recipe

じゃがいもと厚揚げのお味噌汁

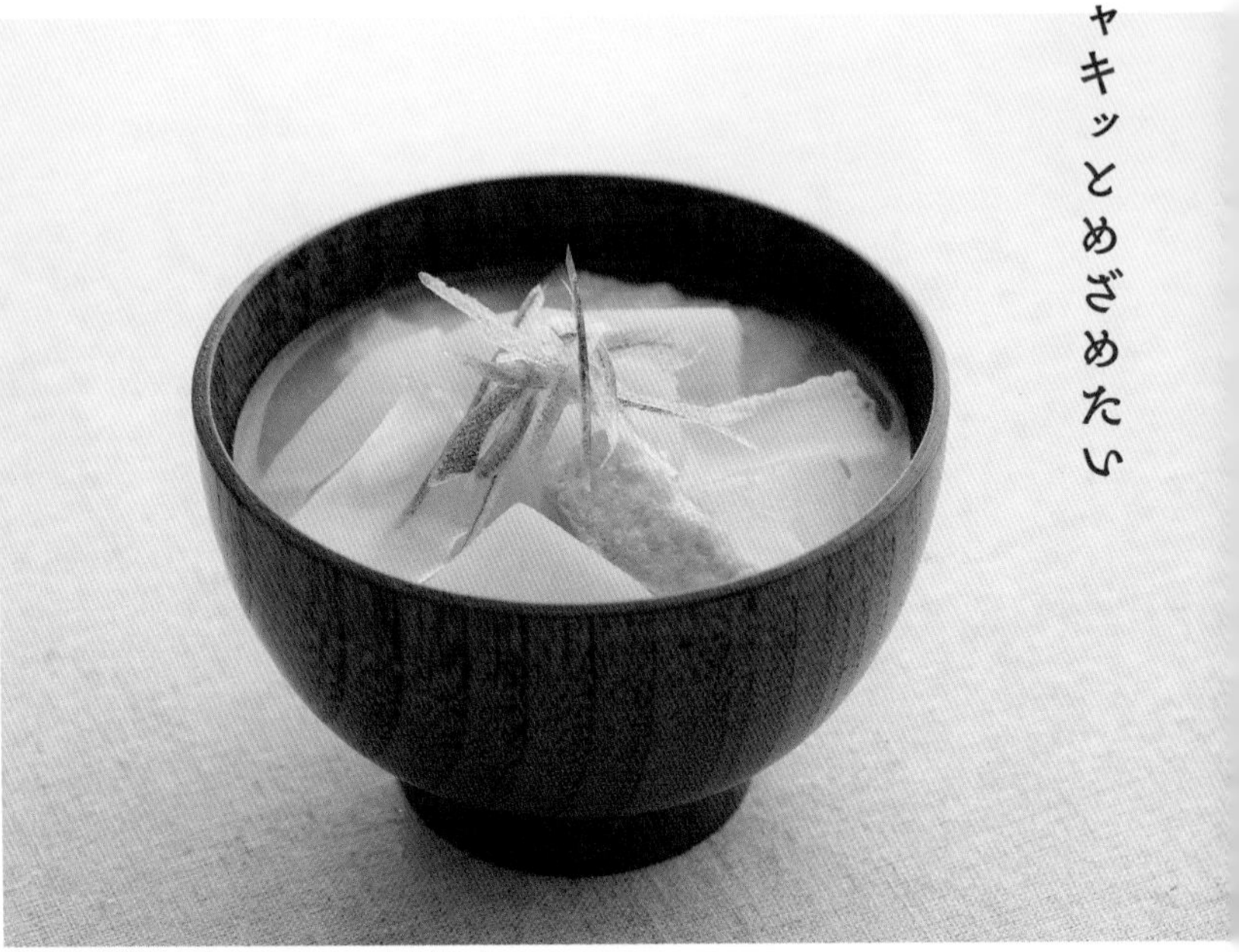

【材料と作り方】(2人分)

・じゃがいも……1個
・厚揚げ……半分
・茗荷……1個
・生姜(チューブ)……お好み
・だし汁……2カップ(400ml)
・味噌……大匙1

1. じゃがいもは一口大に切り、水につける。茗荷は千切りにする。
2. 鍋にだし汁とじゃがいもを入れて煮立たせる。
3. 厚揚げをボウルに入れ、お湯をかけて油抜きをしたあと、厚さを半分に切り、短冊切りにする。
4. じゃがいもが柔らかくなったら厚揚げを入れてひと煮立ち。味噌を溶き入れお好みで生姜を加え、火を止める。お椀によそい茗荷を添える。

※朝のお味噌汁:体温を上げることで目覚めスイッチが入りやすい
※じゃがいも:朝は身体を動かすエネルギーとなる
※厚揚げ:トリプトファンを多く含む大豆製品

昼 忙しいときの簡単お味噌汁

Recipe

ツナとブロッコリーとミニトマトの生姜汁

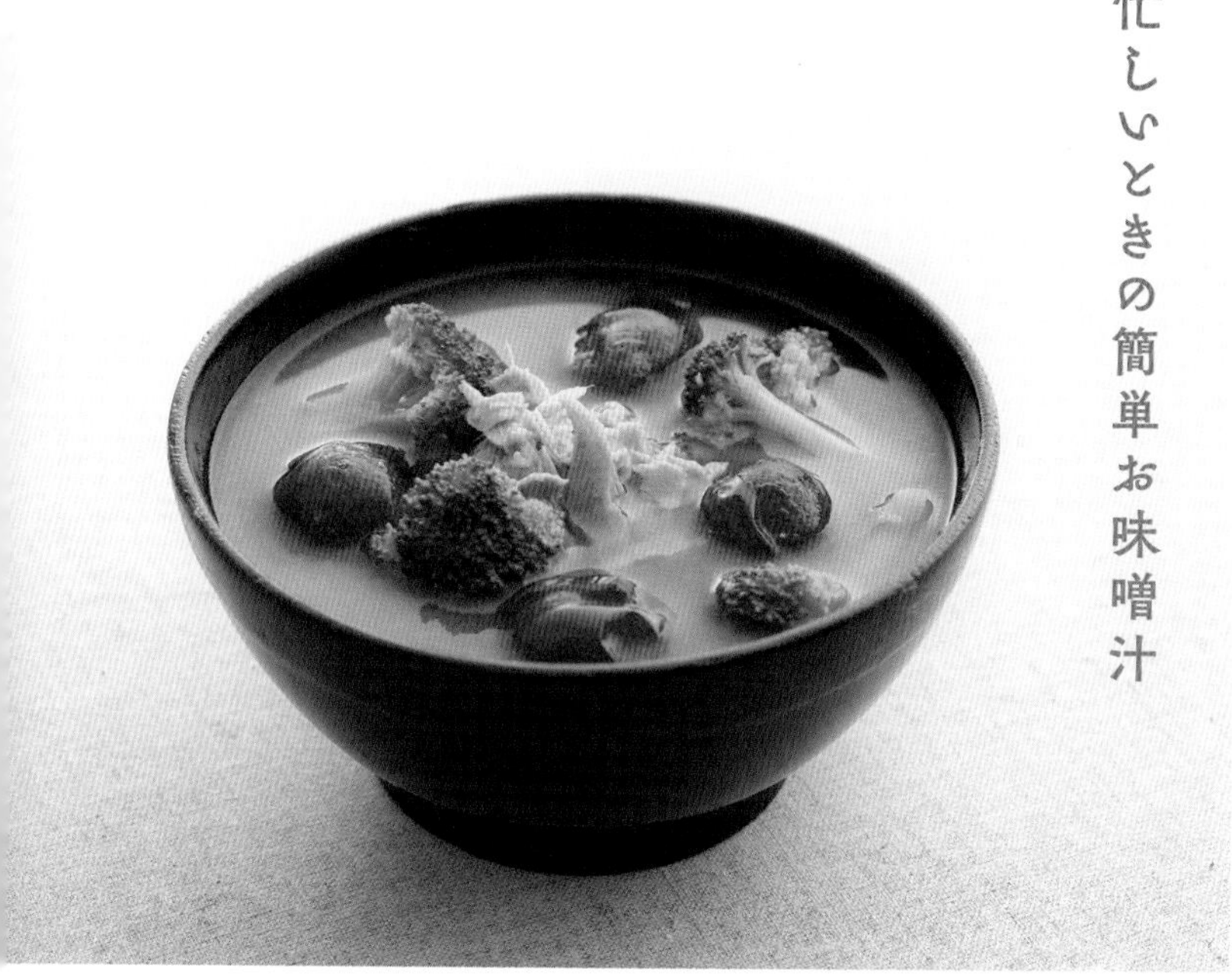

【材料と作り方】(2人分)
・ミニトマト……8個
・冷凍ブロッコリー……1/3個
・ツナ缶……1個
・生姜(チューブ)……少々
・だし汁……2カップ(400ml)
・味噌……大匙1

1. ミニトマトはヘタを除く。鍋に冷凍したままのブロッコリーとミニトマト、だし汁を入れて中火にかけ煮立ったらツナと生姜を入れる。
2. 味噌を溶き入れ、ひと煮立ちしたら火を止め、お椀によそう。

※ツナにはトリプトファンとビタミンB6が含まれている
※生姜にはビタミンB6が含まれている

夜

疲れた体とお腹が空いているとき

Recipe

ニンニクの豚味噌汁

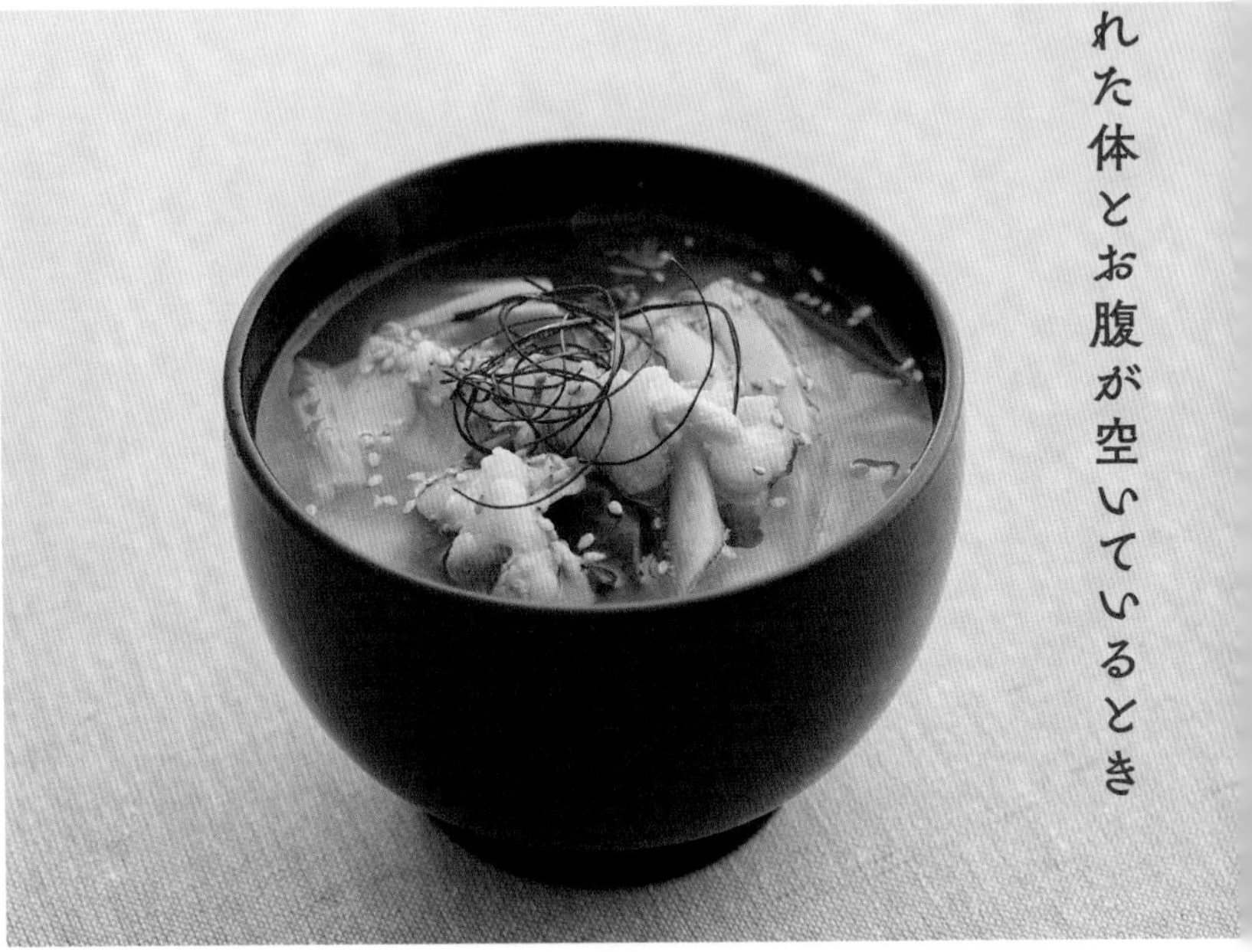

【材料と作り方】(2人分)

・豚薄切り肉……100g
・好きな葉物野菜
　(キャベツ・ほうれん草・レタス)
・ごま油……大匙1/2
・ニンニク(チューブ)……少々
・白ごま……お好み
・糸唐辛子……お好み
・だし汁……2カップ(400ml)
・味噌……大匙1杯

1. 豚肉も葉物野菜も一口大に切る。
2. 鍋を熱し、ごま油、ニンニクを少々入れて香りが立ったら豚肉を炒める。
3. だし汁を入れて、豚肉に火が通ったところで葉物野菜を入れる。
4. 味噌を溶き入れる。お椀によそいお好みで白ごま・糸唐辛子で盛り付ける。

※ニンニクはビタミンB6が含まれている
※豚肉、かつお節、白ごまにはトリプトファンが含まれている
※豚肉のビタミンB1は代謝にかかわり、炭水化物や脂肪などの効率よいエネルギー利用や、疲労感の改善をサポートする

深夜の間食

Recipe

卵の納豆汁

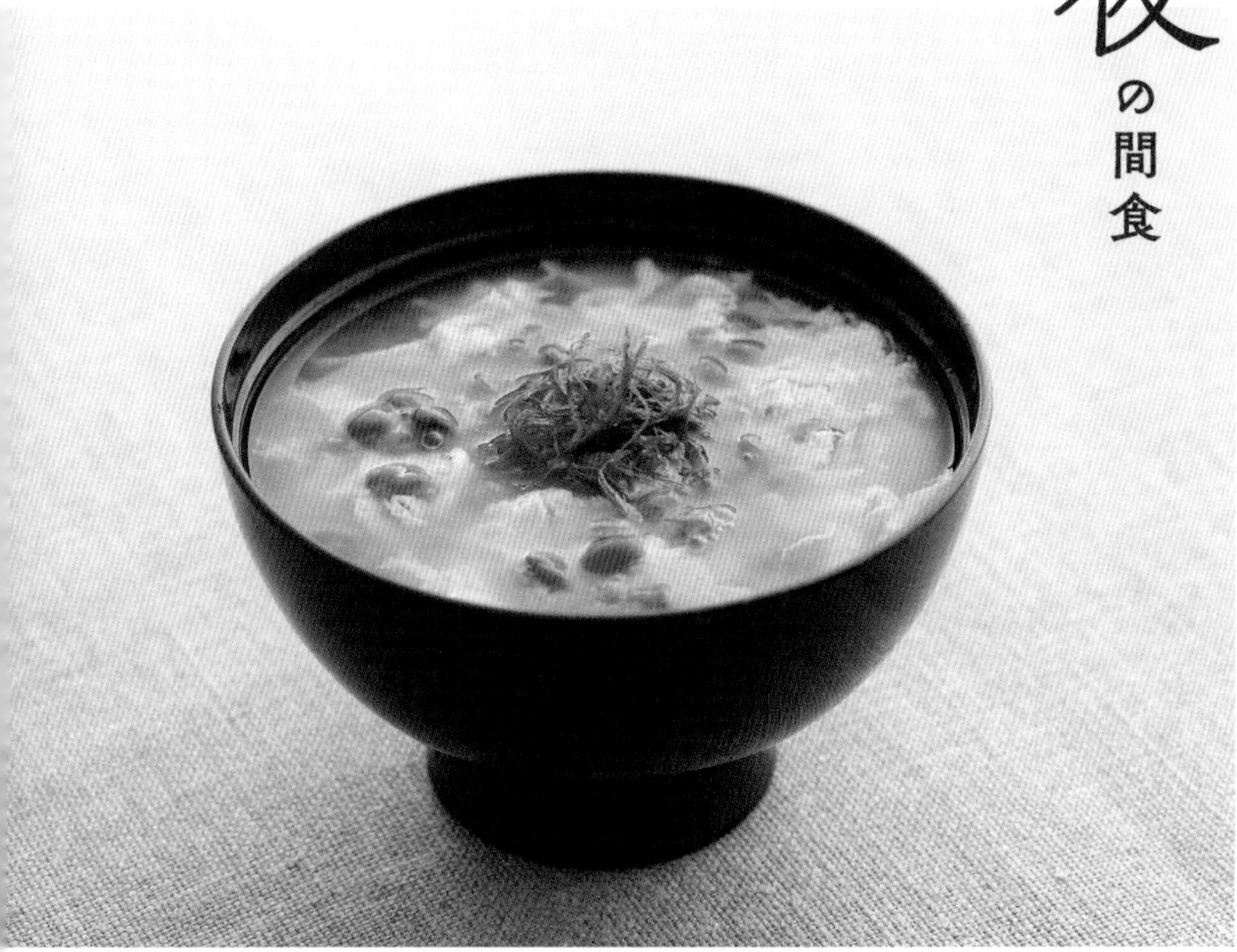

【材料と作り方】(2人分)

・納豆……2パック
・卵……2個
・香味野菜(ネギ・三つ葉・紫蘇など)
……お好み
・だし汁……2カップ(400ml)
・味噌……大匙1

1. 香味野菜を好みの大きさに切る。
2. 鍋にだし汁を入れ、火にかけ煮立ったら、納豆を加え卵を落とし入れる。
3. 味噌を溶き入れひと煮立ちしたら火を止め、お椀によそい香味野菜を沿える。

※納豆と卵はトリプトファンを多く含む
※深夜のお味噌汁:消化に負担がかからないお味噌汁

Recipe

ふんわりごじる

休日のいたわりお味噌汁

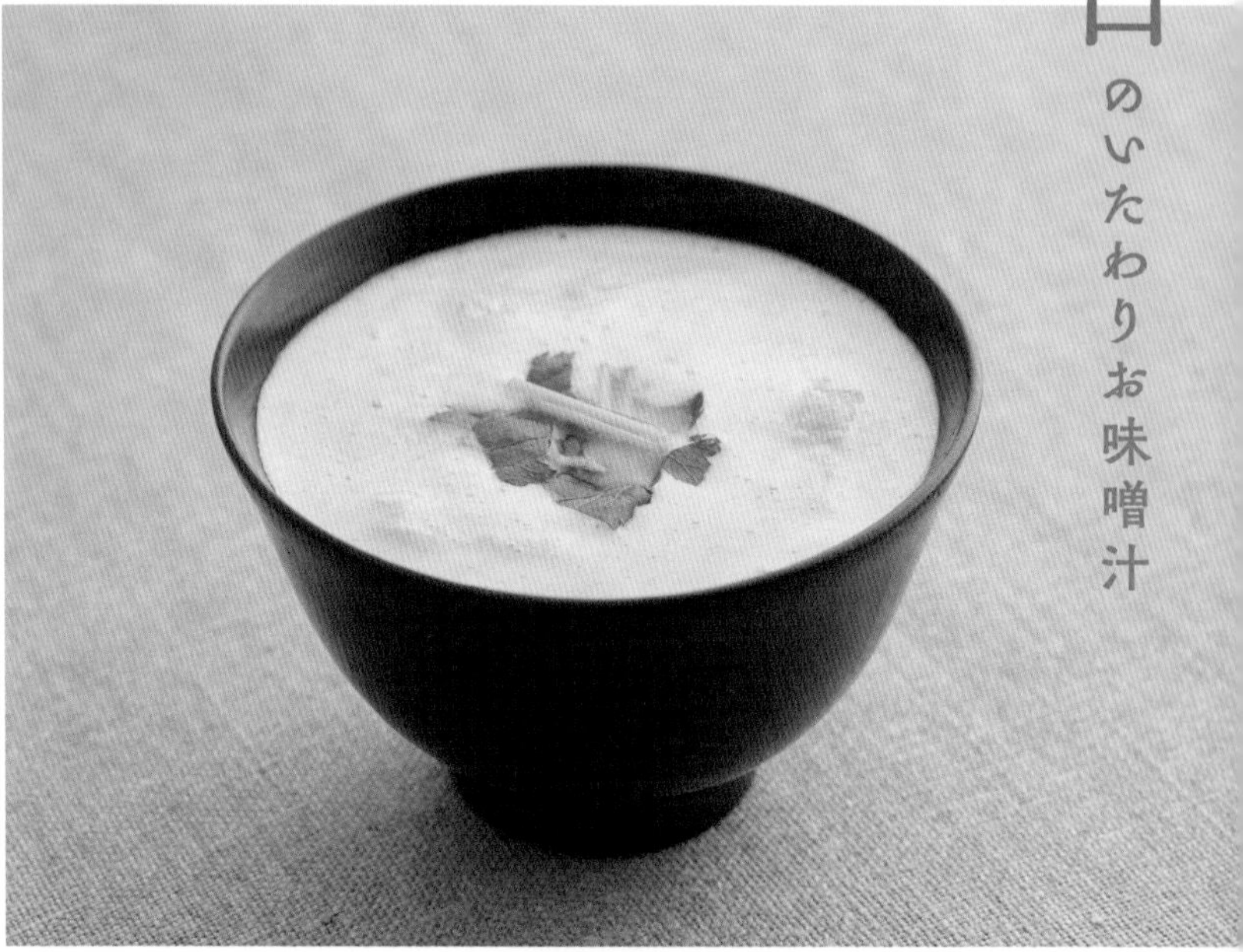

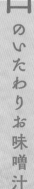

【材料と作り方】(2人分)

- 大豆……1/4〜1/3カップ
- 油揚げ……1枚
- 香味野菜
  (ネギ・三つ葉など)……お好み
- 卵……お好み
- だし汁……2カップ(400ml)
- 味噌……大匙1

1. 前日の夜に大豆を水に浸す。
2. 大豆とだし汁を一緒にミキサーにかける。
3. ミキサーにかけた大豆を鍋に入れてひと煮立ちさせる。
4. 油揚げを半分に切り、短冊切りにして一緒に煮立たせる。香味野菜を小口切りにする。
5. 味噌とお好みで卵を溶き入れひと煮立ちしたら火を止め、お椀によそい香味野菜を添える。

※大豆・油揚げ・卵はトリプトファンを多く含む

深夜の間食

Recipe

卵の納豆キムチ汁

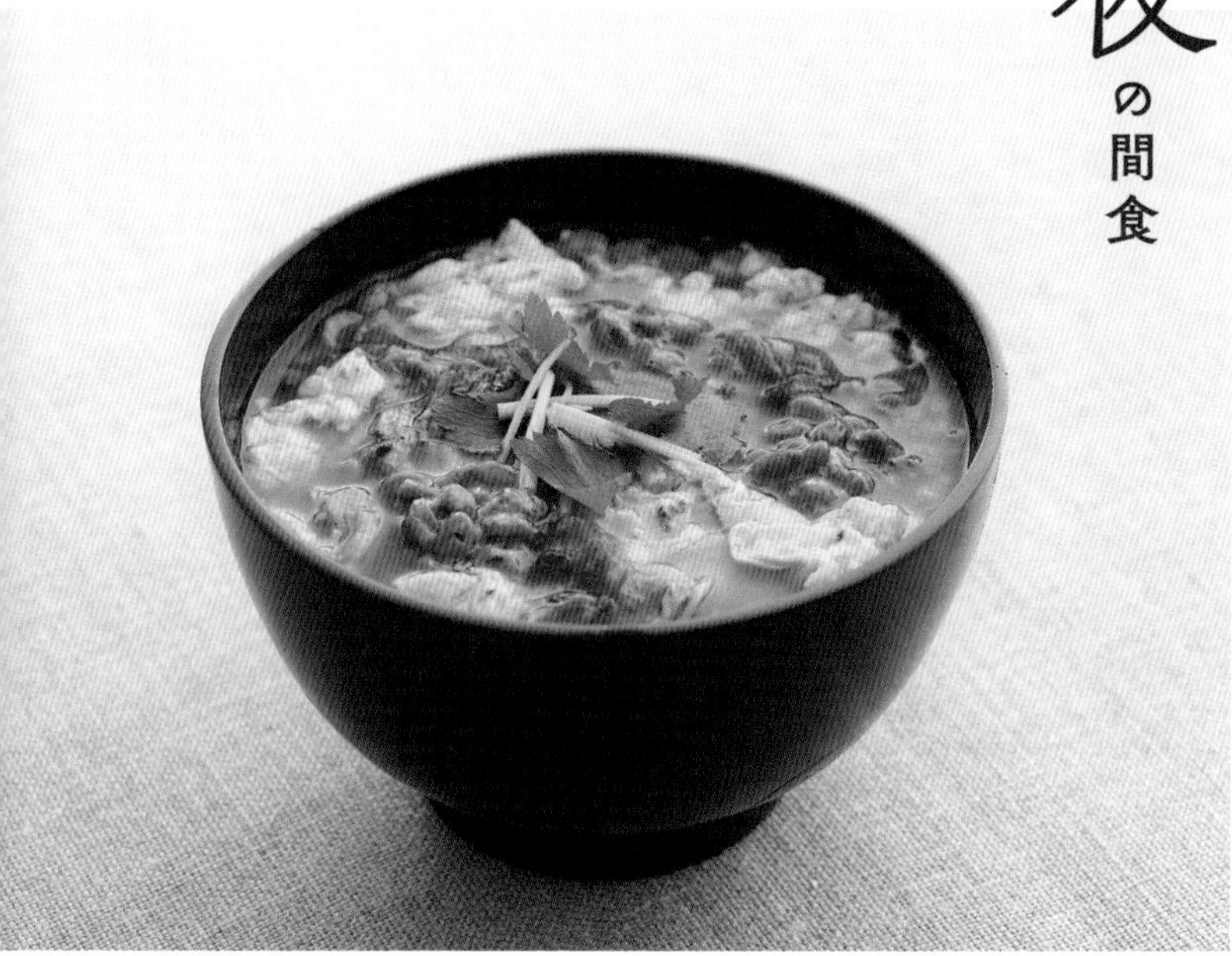

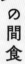

【材料と作り方】(2人分)
・納豆……2パック
・卵……2個
・キムチ……お好み
・香味野菜(ネギ・三つ葉・紫蘇など)……お好み
・だし汁……2カップ(400ml)
・味噌……大匙1

1. 香味野菜を好みの大きさに切る。
2. 鍋にだし汁を入れて火にかけ煮立ったら、納豆とキムチを加え卵を落とし入れる。
3. 味噌を溶き入れひと煮立ちしたら火を止め、お椀によそう。

※納豆と卵はトリプトファンを多く含む
※キムチは発酵食品で整腸効果が高い
※深夜のお味噌汁:消化に負担がかからないお味噌汁

Recipe

ほくほく甘いさつま汁

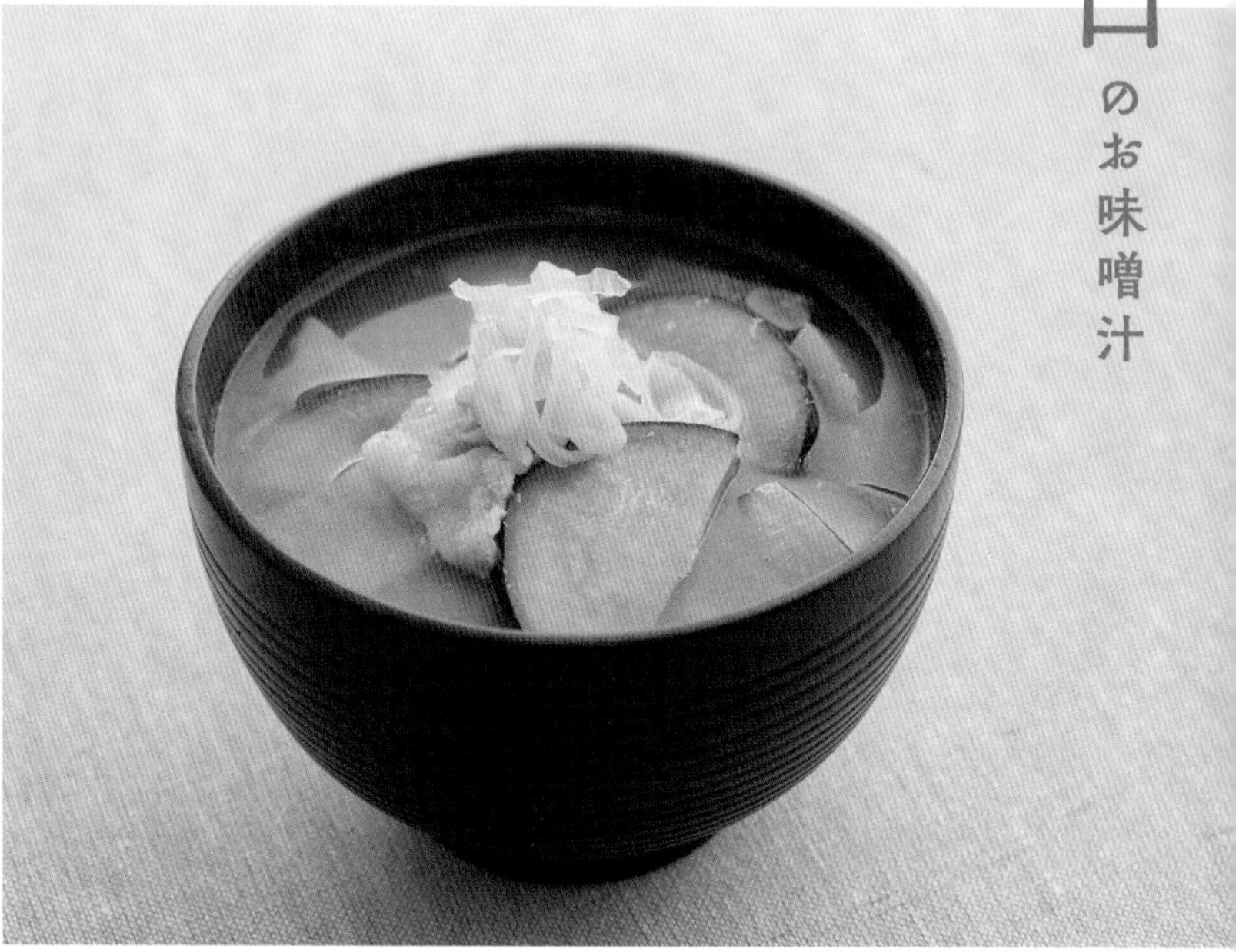

【材料と作り方】（2人分）
・豚薄切り肉……100g
・玉ねぎ……1/2個
・にんじん……1/2個
・さつま芋……中1/4個
・ネギ……少々
・ごま油……大匙1/2
・だし汁……400ml
・味噌……大匙1杯

1. 玉ねぎ、にんじん、さつま芋、豚肉を一口サイズに切る。さつま芋は水につけておく。
2. 鍋を熱し、ごま油を入れて香りが立ったら豚肉を入れ炒める。豚肉に火が通ったら玉ねぎ、にんじんを入れ炒める。
3. だし汁、さつま芋を入れて、30分程煮る。
4. 味噌を溶き入れ　お椀によそってネギを盛り付ける。

※さつま芋は炭水化物が含まれており、セロトニンを効率よく血中に取り込むことができる
※豚肉のビタミンB1には代謝にかかわり効率よいエネルギーの利用や、疲労感の改善をサポートする

おすすめの味噌の保存法

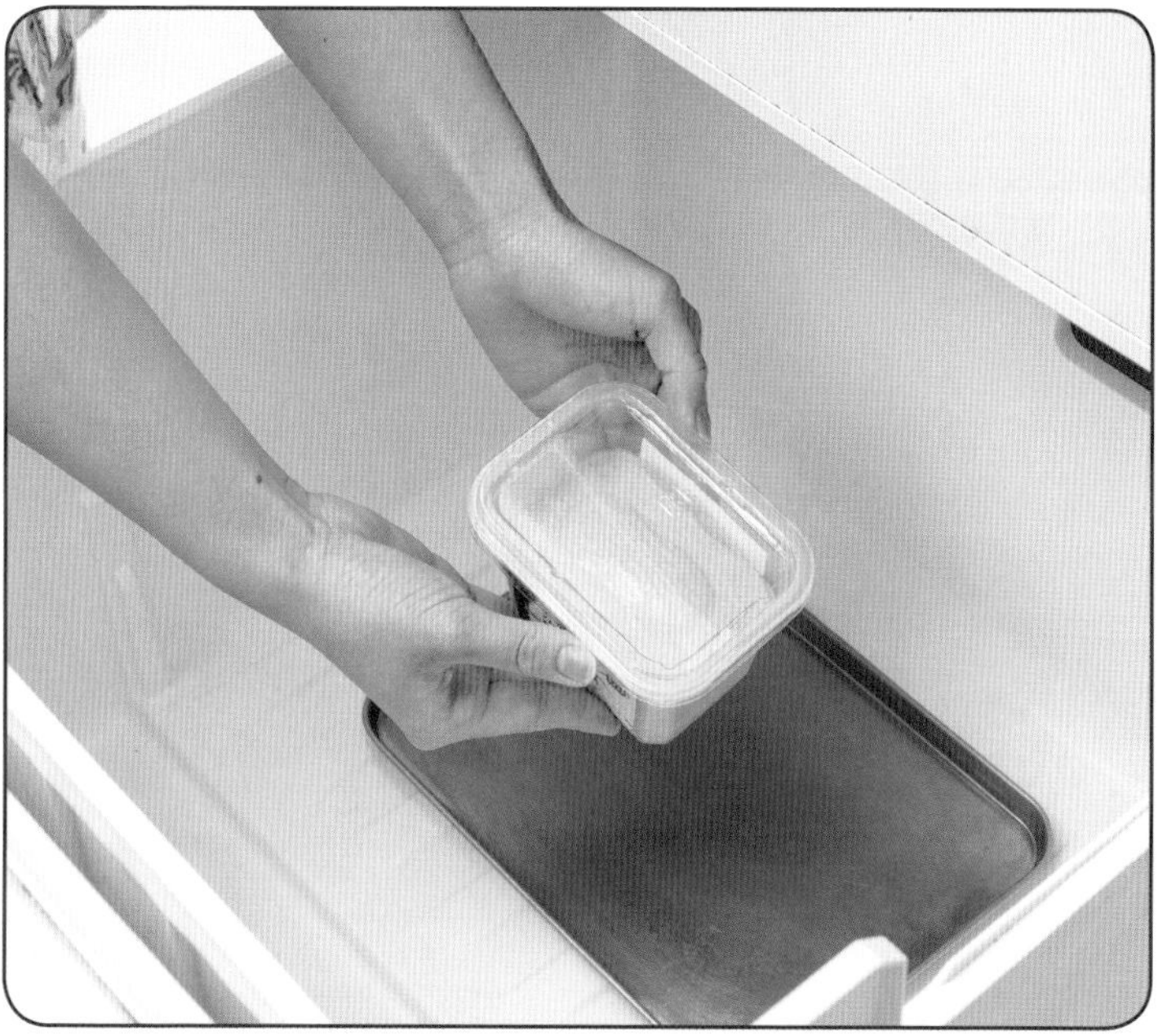

味噌の保存は冷凍庫で！

冷凍すると麹が眠った状態になり、発酵がストップします。味が劣化せずに美味しい状態を保つことができます。味噌は冷凍しても固りません。使用するときはスプーンでアイスのようにすくうとGood！

翌日の朝食の10時間前に夕食を食べ終える

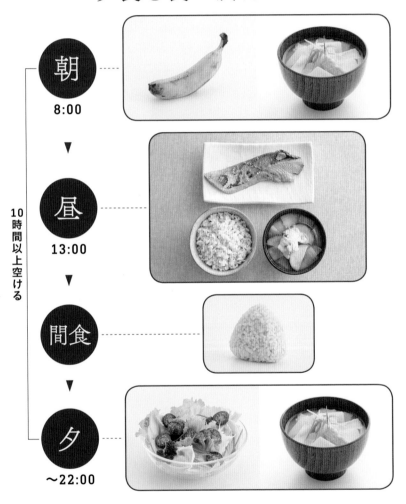

翌日の朝食の10時間前に夕食を食べ終わりましょう。
食事による深部体温の上昇を防ぎ、睡眠の質が高まります。

メラトニンを増やすための食事

睡眠を司るメラトニンはトリプトファンからつくられます

トリプトファン → **セロトニン** → **メラトニン**

トリプトファンが豊富な食品

肉

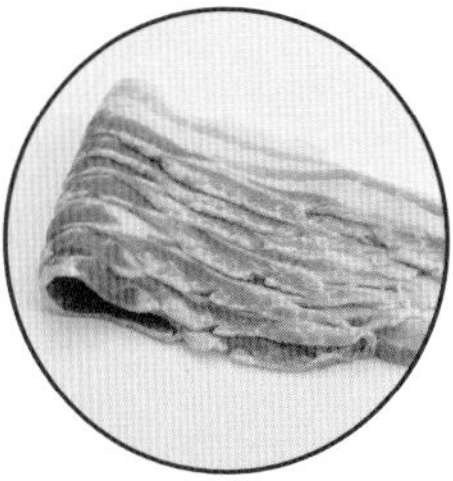

魚

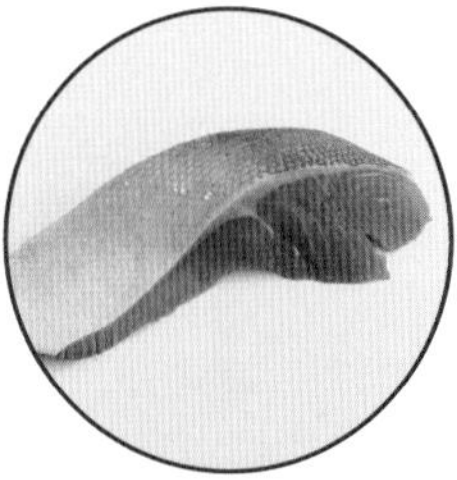

豆

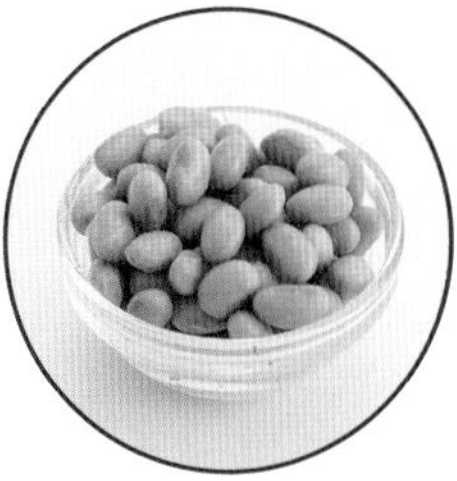

乳製品（チーズ）

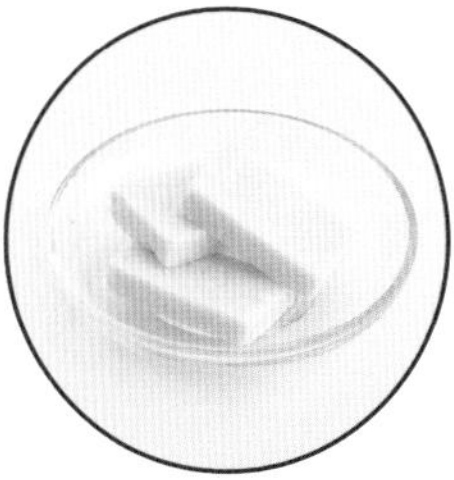

バナナ

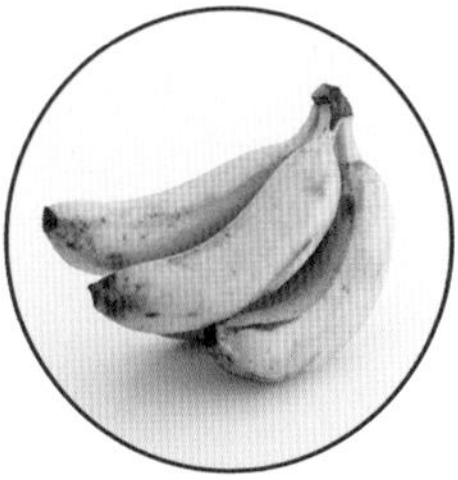

味噌

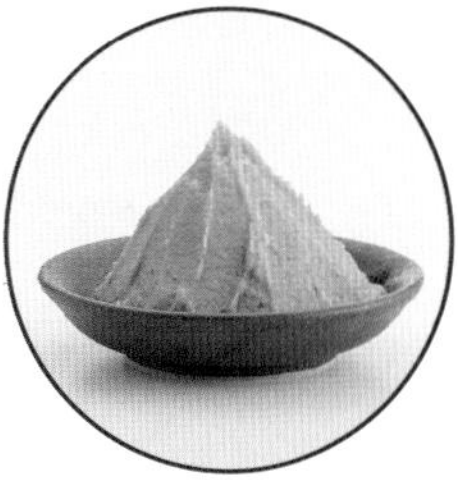

トリプトファンを脳内に増加させるためには炭水化物が必要

おにぎり

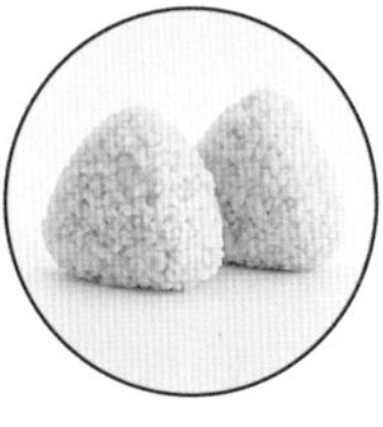

パン

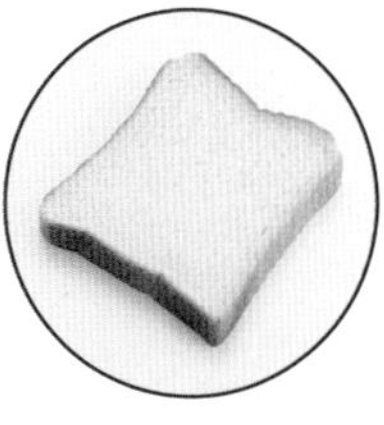

野菜先食べ&三角食べ

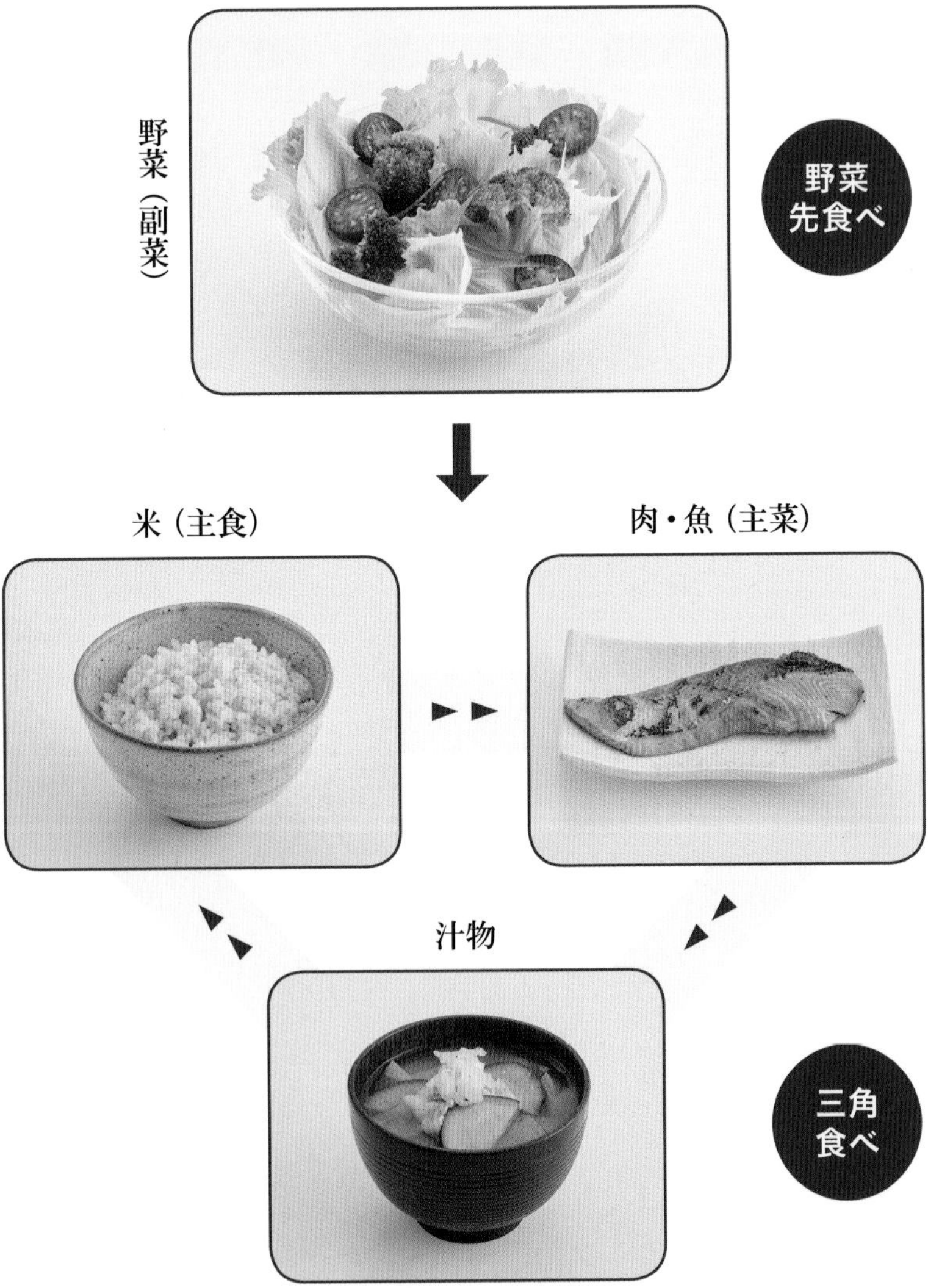
野菜（副菜）
野菜
先食べ
米（主食）
肉・魚（主菜）
汁物
三角
食べ

第 5 章

究極の眠る投資③
―運動―

運動が脳にいい理由

疲れたときにストレッチをすると身体がほぐれるだけでなく気分もすっきりします。

近年、運動は体力・筋力の向上、ダイエットだけではなく、メンタルヘルスにも効果をもたらすことが医学的にわかってきました。

＊運動がメンタルヘルスに対して効果を示すメカニズム

①脳のセロトニンが増える

脳の中でセロトニンは海馬の神経新生を促進し、抗うつ効果をもたらします。運動をすると、脳内にトリプトファンが増え、幸せホルモンのセロトニン濃度が上がります。食事でトリプトファンを摂取するだけでなく、運動を組み合わせることでより効果的に脳にセロトニンが増えるのです。

②ＳＮからＣＥＮ、ＤＭＮが調整される

脳ネットワークのSNは身体の状態をモニタリングしており、ネットワークの切り替えや行動の調整に影響を与えます。運動は意図的に心拍数の変化や筋緊張などを起こし、SNを刺激をすることで、ぐるぐる思考のDMNと集中力のCENの調整をしやすくします。運動により脳ネットワークを調整することでぐるぐる思考になりすぎないように予防もできますし、運動をしているときは頭の中はぐるぐる思考から離れ落ち着くことができます。

③心肺機能の向上によりストレス下における自律神経活動を安定させる

不安は脅威に対する身体の反応です。不安障害の方は「呼吸が浅くなって、動悸が勝手に始まり不安が強くなります」と話されることが多いです。身体を調整する自律神経系、情動を司る扁桃体、HPA軸（視床下部‐下垂体‐副腎系）の活動が亢進した状態になると、動悸、胸の詰まり、震えといった身体の反応が起こり不安を感やすくなります。

有酸素運動は状態不安（ある特定の時点で感じている不安）と特性不安（その人が不安になりやすい傾向）の両方に効果が見込まれています。運動は不安そのものを減らすだけでなく、不安の感受性を減少させ、不安になりにくい心身づくりに役立つのです。

そのほかにも、運動がメンタルヘルスによいメカニズムとしては、前頭前野の脳血流増加、運動能力の高まりによる自己統制感覚や自己効力感の高まり、ドーパミン、ノルアドレナリン、セロトニンなどのモノアミン系の調整や、神経内分泌系に変化を与えます。また、脳内のＢＤＮＦ（brain derived neurotrophic factor：脳由来神経栄養因子）を増加させ、神経新生、成熟、シナプスの可塑性を高めることでうつ病や不安障害で低下した神経活動を活性化する効果なども明らかになっています。

朝15分、夕方15分の早歩き

サイクリング、ウォーキング、エアロビクスなどの有酸素運動はメンタルヘルスによい効果を示すことがわかっています。

手軽にできて、みんなが知っているものではラジオ体操がおすすめです。実際にラジオ体操を15時ごろに社内放送で流し、仕事中にみんなで運動をする企業もあります。

全身運動なので身体全体を整えるのにもいいですし、時間が決められているのでプランニングもしやすいです。何より、みんなで同じことをするというのは一体感をつくり、話すきっかけにもなるので職場や家庭全体でよい効果が望めます。

患者さん個人に対しては、**1日6000歩以上のウォーキング**を推奨しています。本来であれば8000歩や12000歩と言いたいところですが、平均歩数2000〜3000歩程度の人も多く、ちょっとやってみようと目標にしやすいのが6000歩です。

都会では、行き帰りにひと駅前で降りて15分早歩きすると3000歩くらいになります。興味深いのは6000歩のウォーキングを実践される方は自然と8000歩、10000歩までいつの間にかご自身で達成されることが多いです。ウォーキングが習慣になり、無理なくいつの間にか自分の健康のために歩く習慣ができてくるのです。

運動強度はメッツ（METs）という指標で表されます。安静時を1メッツとして、普通歩行は3メッツ、早歩きだと4メッツです。このメッツを使うと簡単に必要な運動量（エクササイズ）が計算できます。

1エクササイズ＝1メッツ×1時間

通常歩行は3メッツになるので、1エクササイズするには3分の1時間（20分）必要です。早歩きだと4メッツ×4分の1時間（15分）で1エクササイズになります。運動強度が高くなると、短い時間で必要な運動量が得ることができるのです。

22・5エクササイズ／週以上で生活習慣病・生活機能低下のリスクが低くなることがわかっています。日本人の平均は15〜20エクササイズ／週と言われているので、週に5日間の通勤で帰り道にひと駅分15分の早歩きをすると、週に5日で5エクササイズがプラスされて、20〜25エクササイズ／週になります。1日15分早歩きをするだけで生活習慣病予防に役立つのです。

運動は分割してもかまいません。毎日30分や1時間を運動の時間としてつくれれば理想的ですが、忙しいビジネスパーソンはなかなか運動の時間もとれません。15分の早歩きも大変だというときは普段から意識して早歩きすると、5分が3回積み重なれ

メッツ(METs)

身体活動の強さを
安静時の何倍に相当するかを表す

安静時
1メッツ

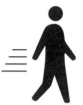

早歩き
4メッツ

エクササイズ(Ex):+**1Ex**/**日**を目指そう!

身体活動の強度(メッツ)に時間をかけたもの

エクササイズ = メッツ × 時間

1エクササイズ

=

普通歩行**20**分 | 3メッツ × 20/60時間

=

早歩き**15**分 | 4メッツ × 15/60時間

日本人の平均:**15〜20Ex**/週 ➡ **22.5Ex**/週以上
生活習慣病等・生活機能低下リスクが有意に低くなった

今よりも+**1Ex**/日を目指す

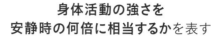

ば15分の早歩きになります。

1分、3分、5分の早歩きをこまめにするだけで忙しいなかでもしっかりと運動ができるのです。

15 「秒」マインドフルネス

グーグルなどのグローバル企業が仕事のパフォーマンスを高めるために「マインドフルネス」を取り入れたことから日本でも「マインドフルネス」が広く知られました。

マインドフルネス=瞑想というイメージが強い方もいるかもしれませんが、「マインドフルネス」とは、『今、ここ、わたし』を大切にする生き方」のことです。

「マインドフルネス」はマインドフルであることに価値を見出す価値観、それに基づく方法論としての瞑想法、その実践、マインドフルネスの価値観に基づいた生き方など、さまざまな意味を含みます。

ベスリクリニックではＴＭＳ治療と一緒にマインドフルネスのセッションを組み入

れています。マインドフルネスを医療に取り入れたマインドフルネスストレス低減法（MBSR：Mindfulness Based Stress Reduction）の創始者であるジョン・カバット・ジン博士に師事していたマインドフル・リーダーシップ協会の椎名照雄先生が担当してくださっています。私たちベスリクリニックのスタッフ一同も1日4時間おこなう集中集団瞑想を実践しました。

積極的に毎日フォーマルな瞑想の時間をつくることは、忙しいビジネスパーソンにとってしばしば難しいかもしれません。しかしながら、**「マインドフルネスの価値観に基づいた生き方」**を実践することはできます。

「マインドフルネスの価値観に基づいた生き方」とは、マインドフルに過ごそうとする姿勢、つねにマインドフルでありたいという心をもち、生きていく方法です。

一日の生活のなかで、今の自分がマインドフルな状態にあるか否かを見つめ直し、マインドフルでなかったら、マインドフルな状態に自分を戻すように努力する生き方は、マインドフルな生き方だと言えるでしょう。

エレベーターの中や、家の鍵を開けるとき、閉めるとき。電車の中。毎日必ずおこなう生活の隙間に入れておくと習慣化しやすく、忙しい日常の中で自分を取り戻すことができます。

わたしはエレベーターに乗っている時間や、順番待ちをしているときなど、ごく短い時間で呼吸の観察をして今、自分がマインドフルな状態か見つめ直します。呼吸が浅くなっているなと感じたときは、背筋を伸ばして、息を口から吐いて、鼻で吸います。空気の広がりを胸やお腹に感じたら、また口から細く息を吐きます。15秒〜20秒間、呼吸に注目することで過緊張を解除できます。

講演会など心身が緊張しやすいときは、必ず呼吸が浅くなります。呼吸が浅くなると、二酸化炭素が少なくなります。その際には深呼吸はせず、まず息止めをしてつま先立ちをします。息止めをすると二酸化炭素が高まり脳の縫線核が刺激されることでセロトニンが分泌され、不安や緊張状態が調整されます。その後、呼吸の観察をし直します。息を吸いたいときには、まず吐き出す。そうすると上手に呼吸ができるようになるのです。

15秒マインドフルネス

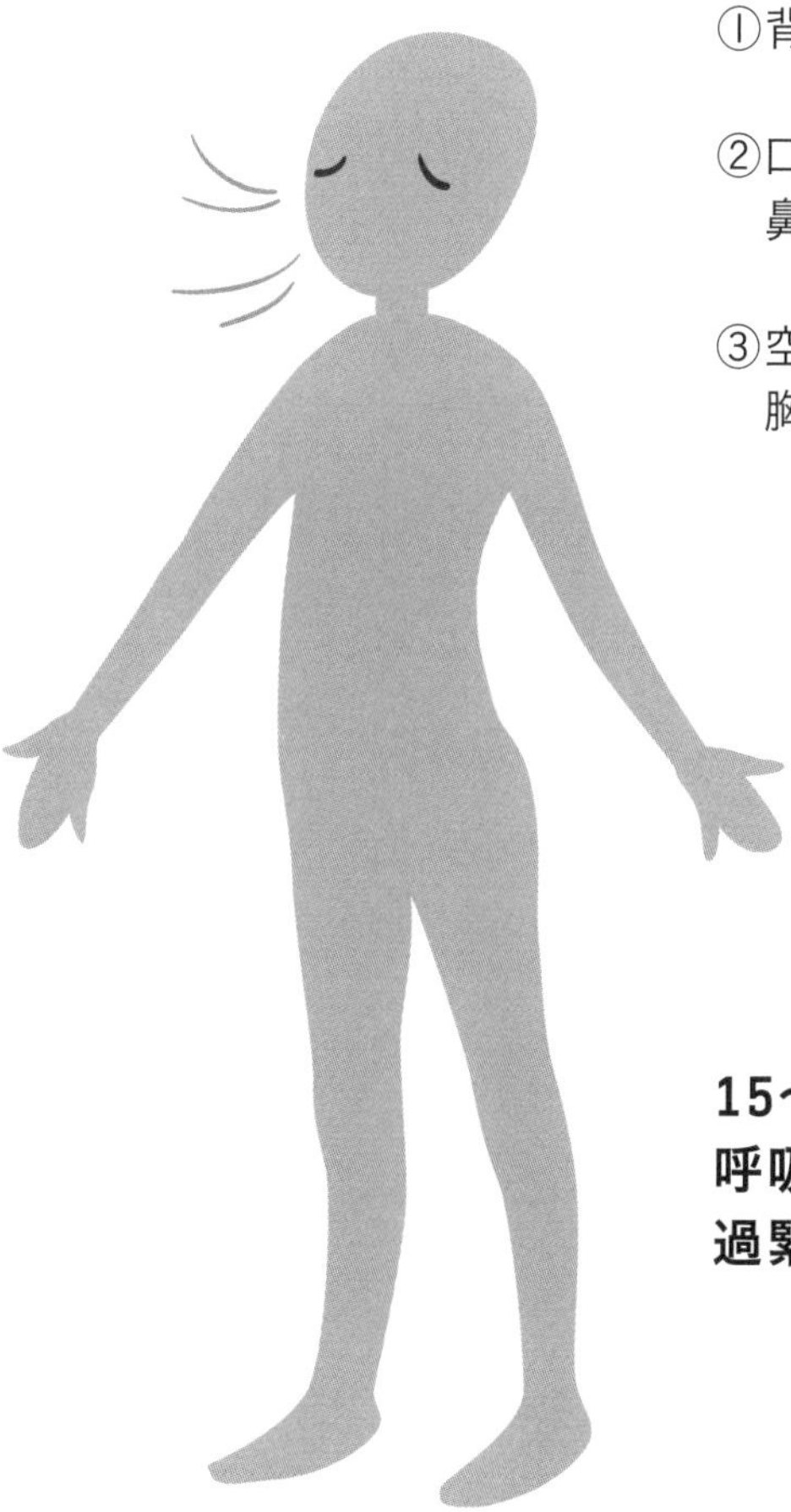

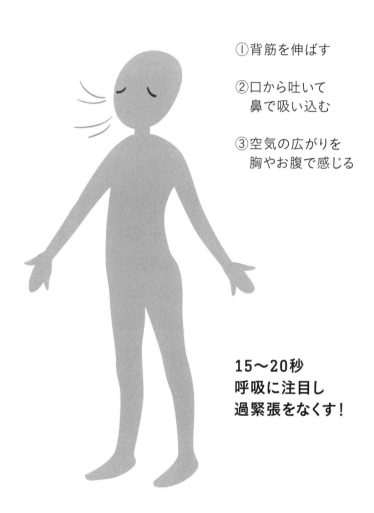

①背筋を伸ばす

②口から吐いて
鼻で吸い込む

③空気の広がりを
胸やお腹で感じる

**15～20秒
呼吸に注目し
過緊張をなくす！**

マインドフルネスのよいところは、身体の感覚を見つめ、身体をコントロールして、身体に意識を戻すことです。心がいっぱいいっぱいになっているときは、自分の心を見つめる余裕はありません。自分の身に危険を感じたり、ストレスがかかると呼吸は浅くなります。情動を司る扁桃体が刺激され、過呼吸気味になるのです。呼吸に注目し、ゆっくりと息を吐くことで扁桃体を抑えることができます。腹式呼吸で帯状回から扁桃体をコントロールし、自分で自律神経を調整するのです。

本来マインドフルネスは、集中力を得るため、生産性を高めるためなど、何かの効果を求めておこなうものではありません。「今、ここ」の自分の身体感覚に集中し、呼吸の観察、調整をします。意識だけでなく身体から自分を深く見つめ、ぐるぐる思考の対象から意識的に注意を外すことができます。マインドフルネスによって脳のネットワーク結合も調整されます。マインドフルネスを続けると前頭前野や海馬の神経細胞の密度が大きくなったり、感情を司る扁桃体が小さくなるなど脳の器質的な変化が起きることも報告されています。

ただ、マインドフルネスをやろうとしても逆に思考が発散していって、ぐるぐる思考がどんどんひどくなってしまう人もいます。ＤＭＮの結合が強くなりすぎて考えることや、やるべきことなどにとらわれ、自分ではぐるぐる思考を外せない状態になっている人です。

「正しい瞑想ができているか」不安になり、それがストレスになる。瞑想中、今に集中ができず、未来や過去に意識が飛ぶなどの場合は瞑想をおこなうことが逆にストレスになってしまうこともあります。その場合は、ＴＭＳ治療で脳ネットワークをある程度回復させてから、メンテナンスと再発予防策としてマインドフルネスの瞑想法を実践することをおすすめしています。

手洗いマインドフルネス

コロナウイルスにより、日常的に手を洗うことがさらに多くなりました。この「手洗い」を「マインドフルネスな状態」に戻るタイミングとしておすすめしています。

用意するのは好きな香りのハンドソープと好きな色のハンカチです。手洗いを衛生的におこなうと約1分程度かかります。ハンドソープで10秒もみあらい、流水で15秒すすぐ、を2回繰り返すとウイルスの量をかなり少なくすることができます。

水が手に流れる感触や、手のひら、指の間、親指周囲、指先、爪、手首とハンドソープのもみ洗いのときには、触れる全体の感覚を確かめ、自分の意識を自分の身体に戻します。

手をふくときはハンカチを持ち歩いてしっかりとふき取る。コロナウイルス対策としてエアタオルは使用中止になっており、ペーパータオルがないところもあります。時々手洗いのあとに水滴が残っている人がいますが、濡れている環境は菌などを増殖させ、別の場所に移動させてしまいます。自分の好きな色のハンカチを持ち歩くことがおすすめです。手洗いの後は自分の好きな色のハンカチやペーパータオルで水分をしっかりふき取り乾燥させましょう。自分の心だけでなく、衛生的にもきれいになります。

手洗いマインドフルネス

水で手洗いする場合

❶
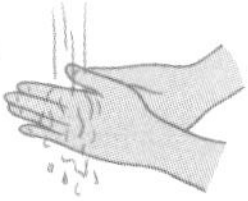
流水で洗浄する部分をぬらす。

❷
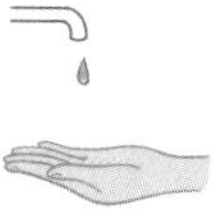
薬用石けん等を手のひらにとる。

❸
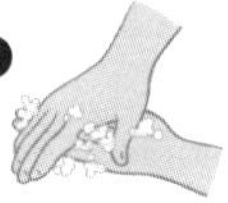
手のひらを洗う。

❹
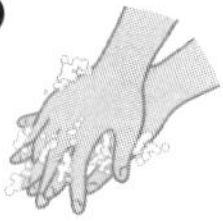
手のひらで手の甲を包むように洗う。反対も同様に。

❺
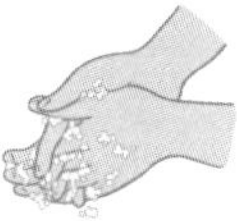
指の間もよく洗う。

❻
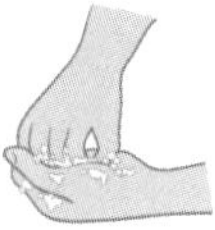
指までよく洗う。

❼
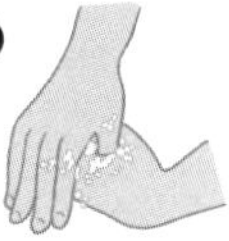
親指の周囲もよく洗う。

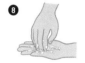

❽

指先、爪もよく洗う。

❾
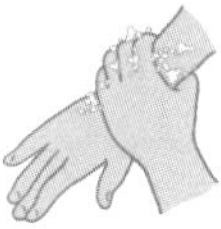
手首も洗う。

❿
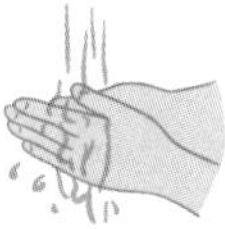
流水で洗い流す。

⓫
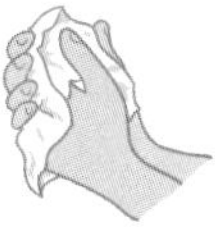
ペーパータオル等で拭く。

アルコール消毒などをする場合

❶
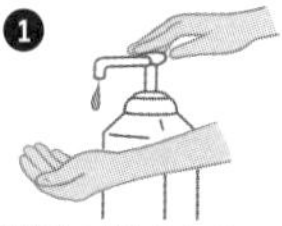
消毒液の規定量を手のひらに受け取る。（注）

❷
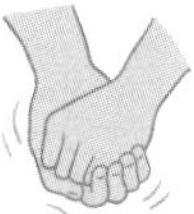
はじめに両手の指先に消毒液をすり込む。

❸
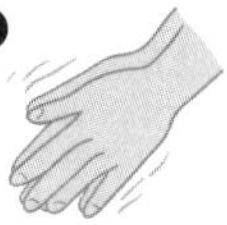
次に手のひらによくすり込む。

❹
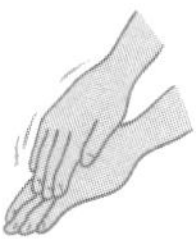
手の甲にもすり込む。反対も同様に。

❺
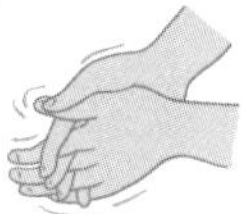
指の間にもすり込む。

❻
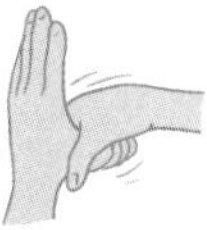
親指にもすり込む。

❼
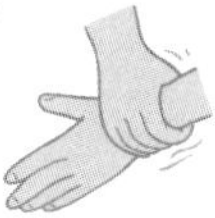
手首も忘れずにすり込む。乾燥するまでよくすり込む。

肩こりストレッチ

業務に集中していたのに、いつの間にか違うことを考えている、ほかのことが気になり始めるといったことはありませんか？
人間の集中できる時間はある程度決まっており、集中のＣＥＮが使われる状態が続くとバランスを保とうとしてＤＭＮが動きます。

作業に集中できなくなったときは、いさぎよく作業を中断してしまうほうが効率がよいです。とくにテレワークは、どうしてもずっと同じ姿勢で仕事をしがちになります。仕事に緊張感をもって臨むと交感神経優位になり肩が上がりこってきます。

肩こりになると頭が締め付けられる筋緊張性頭痛を起こしたりします。肩こりや頭痛は生産性低下の原因であり、仕事中に意識的に肩こり予防のストレッチを挟むことは、身体、脳、心をゆるめ高い生産性を維持することにつながります。

肩こりストレッチ

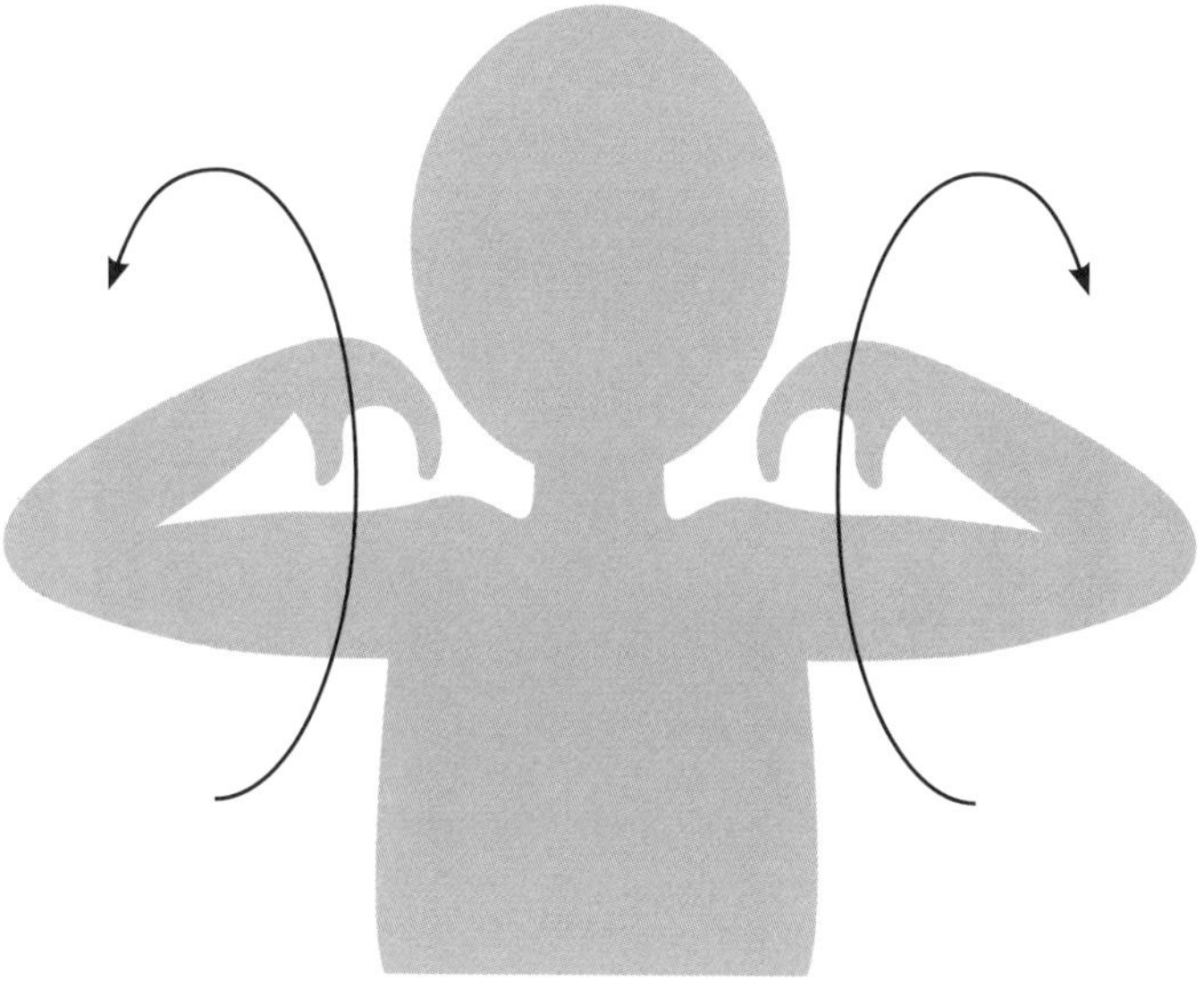

手を肩に添えて、肩甲骨を大きく回します。ポイントはできるだけひじをまっすぐ上に上げながら肩を回すことです。

第6章

究極の眠る投資④ ―脳の使い方―

脳を疲労させないコツ

人間が意思決定できる量には限りがあります。意思決定をするごとに負担が脳にかかるのです。ほんとうに使いたい意思決定に脳を使えるように、無駄な脳の負担を減らすためには、日常生活のルーティン化をおすすめします。

朝起きたときに「歯磨きしようか?」「シャワー浴びようか?」と選択肢があると、さっそく意思決定をすることになります。意思決定するということは動作が遅れます。「どちらがいいだろう?」「こっちがいいかな?」と考えているうちに時間が経ちます。

ベッドから起き上がるのに時間がかかる人が多いので、まずは、**朝ベッドから起き上がっていちばん始めに何をするか**をルーティン化し、決めておきましょう。

帰宅後いちばんに何をするかもルーティン化しておくことをおすすめします。帰ったらまず荷物置きに荷物を置く。手を洗う。靴をブラシで軽く磨くなど、なんでもかまいません。

帰宅後すぐにベッドに直行する人もいますが、ベッド、ソファにスマートフォン、テレビのセットはそこから動かなくなり、電気を点けっぱなしで寝てしまったり、身体に負荷をかける姿勢で寝てしまったり、いつの間にか時間が経ってしまいます。

「何時に何をする」というスケジュールを組むと、帰る時間が遅くなったり、時間が過ぎてしまっていたときに「できなかった」とストレスになるので、帰ってからの行動は時間を決めずにルーティン化しましょう。ルーティン化するのはコートをかける、靴を磨く、ゴミを集めるなど、翌日の朝に気持ちよく外出できる準備につながるものだと継続しやすいです。

ルーティン化のコツは、時間がなくても日常的におこなうことをルーティン化することです。日記をつけるとか腹筋100回するとか今の生活にプラスアルファでおこなうことではなく、歯磨きをする、顔を洗う、髪をとかすなど、外出するのに最低限必要になることがよいです。ルーティン化すると、頭がぼーっとしていても身体が動いてくれますので、動いているうちに頭と身体のスイッチが入ります。

大きな仕事は分割して、「ちょっと」やってみよう

とても時間がかかりそうな仕事は腰を上げるのが重く、取り掛かるのが遅くなりますよね。たとえば、わたしは「産業医の資料づくり」というメモをこの2週間ずっと持ち歩いていています。資料づくりは1日がかりになることがわかっているので、なかなか手が付けられないのです。

重いタスクがあるときには、タスクを分けて、頭を使わないシンプルなタスクと頭を使う集中力が必要なタスクに分けましょう。

大きな仕事から始めるとリズムに乗りづらいので、シンプルな仕事から始めて身体を動かすことで脳を仕事モードに調整していきましょう。集中力が切れてしまった場合でも、頭を使わないシンプルな仕事をすることで違う脳の場所が働きます。集中力が必要な頭をよく使う仕事では、逆に休憩時間を意図的に挟み、家事や運動など身体を動かすことを休憩でおこなうこともおすすめです。

資料づくりなども「今日の15時までは概要だけをまとめよう」「明日はターゲットだけまとめよう」と、小さい仕事を時間を決めて取り組むと、取り掛かりづらいハードルが下がります。1日その仕事に時間をかけてヘロヘロになってほかのやることに手がつかないことを防ぐという意味でもタスク分割はおすすめです。

在宅で仕事をするコツは「ちょっとやってみる」ことです。仕事をする場所をつくる、作業場所に座る、メールを1通だけ返す、資料の1行目だけ書く。なんでもいいのでとりあえず取り掛かり始めるとだんだんとやる気が出てきます。やる気はやらないと出てきません。「これを終わらせよう」と思うと、途端に億劫になるので、「やるだけやって、やめてもいいや」というくらいの気持ちで始めてみてください。

マルチタスクはシングルタスクへ

脳のCPUは1つです。マルチタスクをしていると同時に2つや3つの仕事をしているように思えますが、「今、この瞬間」に考え、手を動かすことができる仕事は目の前の仕事だけです。目の前の仕事をしているのに、ほかの仕事を思い出し、ちょっとやるというのは目の前の仕事に集中できていない証拠です。

同時に2つの仕事をするのではなく、期間を決めて、「10時から11時までは仕事A」、「14時から15時までは仕事B」とすると一日のなかではマルチタスクでもその瞬間はシングルタスクとなります。マルチタスクをするときは、期間を決めて時間を分割し、目の前の仕事に取り掛かるようにしましょう。

優先順位を付けるコツとしては、その仕事後にほかの人がかかわるものから始めましょう。仕事はチームプレーです。自分が別の仕事をしているあいだにほかの人が仕事を進められるようにしましょう。時間当たりで、より多くの人の脳が使われている状態にできるとよいです。

自分の「注意」を割ける量には限度があります。この「注意」は別名、ワーキングメモリーと呼ばれます。ワーキングメモリーを効率的に動かすためには、必要なものに「注意」ができるよう調整しましょう。

テレワークのときは仕事以外に、趣味や家事や家族の生活音など仕事には不必要な

「注意」を取られるものがたくさんあります。

まずは目の前の机の上を「目の前の仕事」に必要な資料や筆記用具、パソコンだけにしましょう。仕事に関係のないものは机の引き出しや足元など見えない位置にしまうようにしてみましょう。仕事に関係するものであっても、「目の前の作業」に関係ないものも見えない位置にしまうようにするとより「注意」を節約できます。

ToDoリストやふせんなどの覚書をデスクやパソコンに貼りつける人もいますが、それが目に入ると、今やっている仕事のほかにToDoリストやふせんの内容にも注意を払わなければならなくなるので、頭がマルチタスクになって仕事に集中できなくなったり「今何やってたんだっけ?」となってしまうことがあります。

ToDoリストなどはすぐに取り出せる手帳にしまい、仕事の一段落がついたら見直すという習慣をつけていくことがおすすめです。

また、視覚以外にも聴覚や嗅覚にも「注意」は割かれてしまいます。五感の刺激を統制するため仕事をするときの音楽や香りを決めると、五感を用いて仕事に集中できるようになるでしょう。

脳のDMNを積極的に使う

「集中力のCENではなく、DMNを使うの？」と思うかもしれませんが、クリエイティブな仕事をする際は脳のDMNを使うことをおすすめします。

わたしは心療内科医として日々臨床もおこなっていますが、産業医、ヘルスケア事業や新しいメディカルサービスのアドバイザーなどさまざまな仕事もしています。色々な仕事をしていると、色々な情報を得る機会があり、Aで使った情報がBに反映されたり、Cと組み合わさったり、それぞれがつながってアイデアが湧いてくるので、ひらめきを必要とするクリエイティブな仕事がうまくいきます。

一つひとつの仕事は締切の設定をして集中もしますが、取り掛かってもアイデアがまったく浮かばないときには違う仕事をします。

仕事の成果は自分ではなく、他人が決めます。成果を出すためには、まず自分が期日までに結果を出す必要があります。結果を出すには期日を設定し、期日までに仕事を終わらすことが重要です。

わたし自身は心配性なところがあり、締切の1週間前くらいに、その仕事を頭の片隅に置きながら目の前の仕事に集中します。頭の片隅に置いておくと普段の生活やほかの仕事をしながらDMNが働いたとき、「あの仕事だったらどう考えるのかな?」と、勝手に頭が考えてくれ、数日間置いておくことでひらめきが生まれます。生きているとさまざまな情報に囲まれています。考える視点をもちながら過ごすのと、何も考えずに過ごすのとではまったく違います。情報の連結により、ひらめきは生まれます。数日間寝かせたひらめきはさらにさまざまな視点からブラッシュアップされていますので、いざ仕事を始めるときにはそのひらめきをまとめる作業になります。

デジタル機器による脳疲労

ユーチューブの動画やSNSなどは、見ているだけで頭に情報が多く入り、有意義な時間を過ごせている、自分が何かをしていたという感覚を得られやすいです。一方、情報過多によって脳が疲弊し「脳疲労」になることもあります。

入力される情報量が多くなると、脳では情報を処理しきれず、頭の中はゴミ屋敷のような状態になります。この情報を整理できない「脳疲労」は、前頭葉の機能低下の状態です。情報の整理をおこなう前頭前野は思考や意思決定、記憶や感情のコントロールを司ります。前頭前野の機能低下が起こるとミスが多くなったり、意思決定が遅くなったり、イライラして仕事に支障をきたします。

情報を集めるなら集める時間を決めます。面白そうな動画や投稿をどんどんスクロールで探し始めたら、脳が無駄遣いされている状態ともいえます。ＳＮＳはキラキラニュースが流れるので、「自分は何をしていたんだろう」と、劣等感・無価値感を感じやすくなります。

また、自分の投稿がどれだけ「いいね！」されたか、これまでよりも「いいね！」がもらえたかなど評価が気になりやすく、ＳＮＳはとくに心が疲れているときのメンタルヘルスにはあまりよくないと思っています。

集中力には、切っていい切り方と切ってはいけない切り方があります。インターネットにつながっていると、メールが来たとデスクトップに通知が来て、作業の途中でも開いて返信をして、といつの間にかシングルタスクがマルチタスクになっていることもあります。情報を探す時間、チャットやメールを返す時間と、メリハリをつけた時間の使い方をしたほうがいいでしょう。

キリの「悪い」ところで休憩する

「キリの良いところまでいったら休憩する」とよく言います。しかしながら休憩するなら、キリの悪いところがおすすめです。

なぜなら、キリがよくなると、「仕事が終わった」と脳が認識して、また一から集中力を上げ直さなければならなくなります。

キリの良いところまでがんばって、集中力が下がるまで続けるのではなく、下がる前に仕事に集中しているキリの悪いところで止めたほうが休憩後もすぐにリズムに乗って集中でき、能率がよくなります。また、休憩中はCENからDMNに脳ネットワークが変わり、ひらめきが起こりやすくなります。キリの良いところまで終わってしまうと、その仕事は頭から抜けてしまいその仕事についてのひらめきが浮かびにくくなります。

DMNを動かすと今集中していた仕事にプラスして新たなよりよいアイデアが浮かんでくることもあります。「意識」的な脳の働きだけでなく、「無意識」的な脳の働きも最大限生かすと今までなかったひらめきが生まれるかもしれません。

休みの日は自然に戻り、見えるところにグリーンを置く

わたしのは福島の会津で育ちました。東京の生活はいまだに慣れていません。自然がなく、風が葉を通る音がしない、人がたくさんいるコンクリートジャングルにずっといると息が詰まるなぁと思うときもあります。

自然と幸福度の関連の研究では、**自然の中に身を置いている人ほど人生の満足感、幸**

福度が高いことが報告されています。平日の使い方が上手な人は休日の使い方が上手です。いわゆる寝だめのような消極的休養ではなく、心身に刺激を入れる**積極的休養**が上手です。とくに忙しい人は予定が空いているとそこにどんどん仕事や予定を入れ、ずっと働きつづけることができます。忙しい人ほど、あらかじめ「休み」を意図的に予定として入れましょう。

わたしの場合は2週間のうちに間に合わなかった仕事をする**予備日**のほかに、2ヵ月に1回程度**休息日**をつくります。

休息日には、行き帰りの道中やホテルで仕事をしたりもしますが、福島に帰ったり、温泉に行ったりします。行き先はネットがつながらないところがとくにおすすめです。仕事や普段の生活のプラグを抜くと、日常がどれだけ情報に溢れ、慌ただしいかがわかります。

都会で生きていると忙しさで見えなくなる自分の心身の状態や隣の人の存在を見つめ直し、いつも支えてくれる存在に感謝したり、愛情を深めたり、普段の生活をリセットし、また大事な存在を日々大切にして生きていけるようになる。自分を取り戻す時間を意図的に確保しています。

コロナウイルスが落ち着いたら、「ワーク（仕事）」と「バケーション（休暇）」を組み合わせた、自然が多いところで休暇を取りながらリモートワークをする「ワーケーション」もよいでしょう。

植物は脳の前頭前野の活動を抑え、扁桃体を調整することでリラックス効果があります。なかなか休日ゆっくり休めないという人は家の中や職場に**小さな植物や切り花を置いておく**こともおすすめします。

切り花はお水を毎日変えることで1～2週間はもちます。季節に応じたお花を飾っておくことで、香りが変わったり、部屋全体がぱっと明るくなったり、職場に置いておくとお花から始まるコミュニケーションがあったりと日常にメリハリがつきます。

ヨーロッパでは花が生活の一部になっていました。花は家側ではなく窓辺に飾ります。自分が楽しむだけでなく、町に住む人、外部から来る人の目を喜ばせ、住民として町づくりに参加する。花のある日々の生活は「自分」だけでなく「隣人」、いまはまだ知らない「誰か」にも心配りをすることができるようになります。

大掃除は生活の動線を変える、日常の掃除はメンテナンス

家の片づけが多く必要となるときは、頭のモヤモヤも多くなるときです。**自分の頭の中と生活環境は相似形です。**片づけが多く必要なときは、片づけが必要になることが多い癖があるときです。頭のモヤモヤが続くときは、頭のモヤモヤが積もりやすい理由があるときです。

頭のモヤモヤには、そのモヤモヤの原因に対するアプローチが自分でできる時と、できない時がありますが、片づけは自分でできるものです。頭の中と生活環境が相似形であれば、生活環境を整えることが頭の中を整えることにもつながります。

大掃除は片づけが必要になることが多い癖を見直し、家具の場所を変えたり、使用頻度が高いものを前に置いたりと、生活の動線を工夫してより日常生活を過ごしやすくするためのものです。

小さな掃除はそれをメンテナンスするためと使い分けています。家の中がきれいな状態に自然としやすいようにする大きな掃除と、小さなメンテナンスの掃除を組み合わせると、時間も余計なストレスもかかることなく、頭の中も生活も整うことができます。

掃除は部屋がきれいになって喜びを味わえますし、身体を動かすことで頭がモヤモヤしている状態から離れ、脳のリフレッシュにもなります。

女性ホルモンの不調と生産性

「女性ホルモンの不調」はプレゼンティーズム原因の第2位です。健康経営や生産性向上を考えたとき、企業として「女性ホルモン」との向き合い方が求められています。

女性の生理周期はエストロゲンとプロゲステロンにより、月経、卵胞期、排卵期、黄体期と変化します。

企業で「女性ホルモンの不調」というと月経期の「生理痛」の生理休暇を思い浮かべるかもしれません。**月経期**には、生理痛などの**月経困難症**だけでなく、「生理の2日目はオムツをします」というくらい血の量が多い**過多月経**になる人もいます。

しかしながら、女性ホルモンの不調は月経期だけの不調ではありません。**卵胞期**には、生理のときの出血から、**貧血**になったり**潜在性鉄欠乏**になる人もいます。女性の1回の生理では男性の1ヵ月分の鉄が失われるので、じつは男性の2倍の鉄が女性には必要なのです。

貧血になると立ちくらみがしてフラフラしたり、動悸がしたりします。貧血まででいかなくとも、生理がある女性は鉄が足りない潜在性鉄欠乏になっている人が多いです。貧血や潜在性鉄欠乏の状態は「不妊」の原因にもなりますし、「冷え」につながったりもします。鉄はやる気を出すドーパミンなどの神経伝達物質に必要なので、生理が終わるとやる気がおきづらくなる人もいます。出産後にパニックになりやすくなる、寝るときに足がむずむずして眠りづらい「むずむず脚症候群」なども鉄欠乏の状態が関係しているとも考えられています。

また、**排卵期**には**排卵痛**を自覚する方もいます。この「排卵痛」は医療者でも知らない人が多くいます。しかしながら生理痛より重い痛みを感じる方もおり、生理痛では休まないけれど、排卵痛では休んでしまう。生理休暇は適用にならないし、職場の人も排卵痛は知らなくて理解がされにくいと悩む人もいます。

そして、生理開始日から戻って**14日間**を**黄体期**といいます。生理の長い人、短い人もいますが、この黄体期は基本的には生理前14日間です。黄体期には腹痛、吐き気、浮腫み、イライラ、不安など心身が不調となる**PMS（Premenstrual Syndrome）**が起こります。その中でも心の不調が強いのは**PMDD(Premenstrual Dysphoric Disorder)**と呼ばれています。

黄体期にはエストロゲンが低下し、プロゲステロンが増加します。プロゲステロンは、身体に水をため、体温を上げます。プロゲステロンが増加する黄体期は体温が下がりにくく、質の高い睡眠が取りにくくなります。生理前になると寝ても寝てもずっと眠いという人は少なくありません。

ＰＭＤＤは「放っておいてほしいのに、放っておかれるとむかつく」「自分でも理不尽だとわかっているのに、パートナーや家族、親友などいちばん近しい人に当たってしまう」「生理が始まると、はっと我に返り自分のしたことを反省してなんて性格が悪いんだろうと落ち込む」など、ささいなことで悲しくなり、涙が止まらないなどの心の不調が出ます。

ＰＭＳの原因はプロゲステロン、水分貯留、自律神経失調、セロトニン分泌障害など色々な原因が考えられています。産婦人科の先生が生理前の不調をお話しするときは「プロゲステロン」が原因です、と言われることが多いですが、心療内科医としては、エストロゲンが大きくかかわっていると考えます。エストロゲンはセロトニンと関係性が強く、エストロゲンが低下するとセロトニンが低下します。ＰＭＤＤは「セロトニン受容体の感受性が増加している病態」であり、セロトニンが低下することで心が大きく不安定になる状態と考えています。

臨床で多くの女性ホルモンの不調の患者さんを診ていると、ＰＭＳの問題は女性ホルモンの変化による黄体期の問題ではなく、日常生活の心と身体と仕事や家庭などの社会のあいだでの小さなストレスの積み重なりが原因となっていることが多いと感じています。

女性ホルモンの不調は「正常なホルモンの変化」の波のなかで起こっています。生理前の黄体期は不調の「芽」が出やすい期間であるだけで、もともとの不調の「種」はほかにあるのです。

最近の研究では、同じ女性でもＰＭＤＤになる人とならない人ではＤＭＮの結合の強さに違いがある可能性が明らかになりました。食生活の乱れ、睡眠不足、会社の人間関係、家庭の問題などの小さなストレスの積み重なりが生理前に「芽」として大きく出るのです。

小さな不調の積み重なりは心身不調につながり、脳のネットワークではＤＭＮの結合が強くなります。ＴＭＳ治療をすると生理前の不調が強かった方が生理前にも落ち込みがおさまり、自分をコントロールできるようになったというケースもあります。

最高の1日

これまでの総まとめとして、脳のパフォーマンスを最大限に発揮するためのモデルとなる1日の過ごし方を紹介します。

・午前7時（起床）

朝は決まった時間に起きます。目覚めたら、カーテンを開けて日の光を浴びましょう。窓から1メートル以内で5分間の日向ぼっこをしてメラトニンを低下させます。朝にシャワーを浴びる場合は熱めのほうが、体温が上がり交感神経優位になるので目覚めもよくなります。朝食はおにぎりと具だくさんの温かいお味噌汁、焼きバナナを食べます。末梢の体内時計を中枢の体内時計に合わせることで、脳と身体がスムーズに動きます。通勤の際はひとつ前の駅で降りて15分早歩きするとより太陽の光をしっかりと浴びることができます。

・午前9時（起床2時間後）

起床2時間後に大事な決断をしましょう。睡眠中には記憶の整理と統合がおこなわれます。一晩寝かせると、自分の考えはある程度まとまっており、決断しなければならない案件を、頭がクリアな起床2時間後に一度結論を出してしまいましょう。

・午前11時（起床4時間後）

起床4時間後は頭がいちばん冴える時間です。もっとも集中しなければならない仕事をおこないます。10時ごろに集中しなければいけない仕事の下準備をおこない、11時ごろに作業するのがよいでしょう。

・午後12〜13時（起床5〜6時間後）

集中力が出ている途中で仕事の手を止め、12時ごろに昼食をとります。セロトニンの素となるトリプトファンが多い魚定食にサラダを追加して食べましょう。野菜から先に食べ終わったら、よく噛むことを意識しながら三角食べをおこないます。「野菜先食べ＋三角食べ」は血糖値の急上昇を防ぎ、噛むことでセロトニンの分泌が促進されます。

・午後14時（起床7時間後）
起床7時間後は頭の動きが鈍くなるので、あらかじめ計画仮眠をとりましょう。計画仮眠は眠気がないときにおこなうのがポイントです。計画睡眠をする前にコーヒーを飲んで、アラームを15分後にセットして「15分後に起きる」と唱えてから机に伏して目を閉じます。

・午後15時（起床8時間後）
起床8時間後は単純作業をしやすいので、メール処理などをおこないます。能率が悪くなったら、アーモンドやチーズなどトリプトファンが多いものを少量とって気分転換もよいでしょう。

・午後17～18時（起床10～11時間後）
起床10～11時間後は生理的に体温がもっとも高くなる時間帯であり、記憶力が高まるので暗記物などをおこないます。しっかりと体温を上げるため、通勤電車などで居眠りしてしまう人は椅子に座らず、背筋を伸ばしたり、帰り道にひと駅前で降りて15

分間の早歩きなど有酸素運動をおこないましょう。この時間帯は甲状腺ホルモンも上がり代謝もよくなるのでダイエットにも最適です。

ほんとうに忙しくて運動する暇がないという人は階段を使って上の階へトイレ休憩を挟みましょう。

・午後20〜21時（翌日の朝ごはん10時間前）
夕食の時間は次の日の朝食から10時間以上空けましょう。食事は「野菜先食べ＋三角食べ」で野菜を先に食べるとお伝えしましたが、野菜（食物繊維）は本来、野菜を食べてから30分空けて糖質などを食べたほうがより血糖コントロールに役立ちます。ですから、夕方に有酸素運動をしてサラダを食べて、30分後に夕食をとるのもよいでしょう。また、残業があるときは夕方に会社でおにぎりやサンドイッチなど糖質を食べて、帰宅後にスープやサラダなど消化に負担がかからないものを食べる「分割食」をすると胃腸にやさしく、夜の眠りも妨げません。

寝酒のアルコールはできれば避けてください。アルコールを飲みたいときは、飲む前にコップ1杯のお水と、お水：アルコールを1：1で飲む「大人の飲み方」をするとよいでしょう。

・午後21時～23時（起床14～16時間後）

寝る２時間前からはテレビ、スマホ、ＰＣ類など電子機器はオフにします。寝る１～２時間前にお風呂に入ると体温の調整が上手くなり、睡眠の質がよくなります。お風呂は浴室の電気を消して、脱衣所の電気だけ点けて、ぼんやりしながら心地よい温度で湯船に浸かってください。自律神経を整えるために、手足に水とお湯を交互に３セットかける交代浴をしてもいいでしょう。

お風呂上がりには10分以内にマッサージをしながら保湿をしてください。皮膚水分量が入浴前より高い「10分以内」が保湿に最適です。

入浴を終えたら、部屋の電気を少し暗くします。電気は白い光よりもオレンジ色の電球色がいいでしょう。室温はエアコンで26～27度くらいが適温です。ストレッチ（呼吸を合わせた前屈など）をしたり、本を読んだり、アロマを焚いたり、電子機器にさわらずに、日々の仕事から離れた好きなことをして過ごしてください。自然に眠気が出てきたらベッドに入り眠る投資をおこないます。

おわりに

わたしは心療内科医として「心」だけでなく「身体」を重視しています。人生は山あり谷あり。うれしいことや悲しいことなどさまざまなイベントが起こり、人間は生きているかぎり、自分では想定できない「心」の波が起こります。「心」の波が大きくなるときには、自分の「心」をコントロールしようと思っても、コントロールができなくなることもあります。

「眠るの投資」は忙しいときにこそ「心」を整える「身体」の動かし方です。「心」の波と「身体」の波はリンクします。心を安定させたいときは「心」の波をコントロールすることにフォーカスせず、まずは「身体」の波を安定させることにフォーカスすることが「心」の波をコントロールするコツです。

心療内科領域は診療に「依存」をつくり、「自立」を邪魔してしまう可能性がある科です。いかに患者さんの「自立」を邪魔せず、最終的に「卒業」をめざすか。働く人の薬に頼らない心療内科としてベスリクリニックは「成長医療」をおこなっています。最終的に「卒業」し、自分の足で自分の人生を歩めるようになるためには「自分」で自分の「心」を自立して整えられる技術が必要です。

わたしは研究医ではなく、臨床医です。大学病院ではなく、神田と恵比寿の小さなクリニックで患者さんをみています。ある鹿児島の開業医の先生から教えてもらった開業医の心得です。

大学病院は「治らない人」にも向き合い、診断し、分析し、その人だけでなく同じく悩まれている「未来の患者さん」を「治す」診療と研究をおこなう。クリニックは第一線で「目の前の患者さん」がより早く、より効果的に「治る」ことを最優先に診療をする。

心の病気の「Remission（寛解）」ではなく、人生の「Recovery（回復）」をめざす。心の治療をおこなう世界の臨床家はこの課題に直面しています。

症状の改善が「人生」の大きな問題からの回復を意味するわけではありません。薬やTMS治療で「脳」だけが改善しても、「人生」が変わらなければまた再発してしまいます。苦しい人生に直面し、がんばろうとする「人生」を医療者として、どのように支えられるか。医療者として適切に医学を社会に還元し、よりよい人生を本人が歩めるリカバリー（回復）をめざす。「目の前の患者さん」が自立して治っていく人生のリカバリーを、小さなクリニックの臨床医だからこそ、これからもめざしながら診療に望みたいと考えています。

それと同時に、この本を読んでくださるような今は困っていないけれど「よりパワーアップしたい」そんな方へも、医療の力を届けたいと思っています。

一般的に医療の視点は「病気」や「不調」などのネガティブなモチベーションから始まります。ネガティブなものは多くの人にとっては見たくないものです。そうではなく、「健康」や「欲」などポジティブなモチベーションから始まる医療が広げられたら医療やヘルスケアの可能性はもっと広がると考えています。

この本では、忙しい人でも日々少し意識すると、できることを中心に取り上げました。理想の生活である「早寝、早起き、バランスの良い食事、ストレス解消」はありますが、忙しい人は早寝の時点で挫折します。患者さんを現場でみる医療者だからこそ、生活が異なる忙しい人でも、日々一瞬、一瞬の中で自分の心身を整えられる方法を中心にお伝えしました。日々のちょっとの積み重なりが積み立て投資としてあなたの人生全体を支えていくのです。

「生活習慣病によるうつ病」の診療では、面白いことに不調なときにおこなったほうがいい行動も、よりパフォーマンスを高めたいときにおこなう行動も同じなのです。人間が行動を変えるときには「あっちが良いか、こっちが嫌か」しかありません。これからのヘルスケアは健康にリスクや恐怖を抱いていない人も響く、「ネガディブヘルス」ではなく「ポジディブヘルス」になる必要があります。

現在のよりよいパフォーマンスを支えることは、巡って結果的にその人の将来の健康を守ることにつながり、医療費を抑え、日本の未来、未来の子どもを救うことにつながります。

この本を書くにあたり、何時間にもわたるインタビューから一緒に本をつくってくださったアチーブメント出版の白山さん、キャスティングドクターの田代さん、いつも診療を支えてくれるベスリクリニック・東京ＴＭＳクリニックのスタッフ、学生時代からずっとご指導をいただいている井原裕先生、睡眠指導してくださった菅原洋平先生、マインドフルネスの椎名照雄先生、ＴＭＳ治療、心の医療のフィロソフィーを共有するMatthias先生、父として医者・ビジネスの師として一緒にベスリ理論をつくり、未来の医療をつくる伸明先生、母としてビジネスウーマンとして支えてくれる智恵子さん、姉として人に対するやさしさを伝えてくれる遥先生、時に厳しく、いつも目標へ切磋琢磨する生き方を伝えてくれる家族に、いつも見守り続けてくれる人へ、そして日々の診療で考えるきっかけをもらい、人生の楽しみ方を共有してくれる患者さんに感謝をして、筆を擱かせていただきます。

２０２０年9月

田中奏多

参考文献

・「生理心理31巻2号2013」夜型社会の睡眠問題(堀忠雄)

・「第32回日本社会精神医学会シンポジウム皿「睡眠とその関連疾患にかかわる社会精神医学的問題」職場における睡眠の問題(高橋正也)

・「ねむりとマネージメントvol.3 no.2 2016」働く人々の睡眠不足と認知機能:「良い眠り」の重要性(久保智英、高橋正也)

・「睡眠医療vol.3 No.3 2009」労働者の眠気と仮眠の意義(林光緒)

・「睡眠医療　VoL5　No32011」
「健康づくりのための睡眠指針 2014」(厚生労働省健康局)

・Keul J al. Akt Ernaehr 7:7-14(1982)

・「日本未病システム学会雑誌 22(1): 64-67, 2016」料理の食べる順番と血糖値の違いについての検討(川崎美也子、捧園子、橋本通子、深川貴世、加藤めぐみ、仲田能理子、長谷川由美、石川英子)

・Aya Maekawa, Sadako Norimatsu: The Impact of Long Night Shifts on Nurses' Ability to Recognize Facial Expressions.

・Kuniyuki Niijima and Shigefumi　Koike: Problems with SZeep Disorders in Relation to Driving.

https://www.atpress.ne.jp/news/138003

著者プロフィール

田中 奏多（たなか かなた）

東京TMSクリニック院長
BESLI CLINIC COO
医師・調理師

ビジネスパーソンのメンタル不調の増加と現在の医学では体系的にアプローチされない社会環境でおこる心の不調に対する治療サービスが必要と考え、東京・神田に「働く人の薬に頼らない心のクリニック」ベスリクリニックを2014年共同創設した。

ベスリクリニックCOO：Chief Operating Officerとして「社会のニーズに合わせた医療サービス」の構築を担当、女性医師として、2030年の社会に必要な医療モデルの創造を大きな目標として医療経営を実践している。

ハーバード大学TMSコースを修了し、2019年6月にうつ病に対するTMS治療が保険診療化される前からベスリクリニックで働く人のうつ病に対するTMS治療を統括していた。2019年の時点で日本人に対する1000症例以上のTMS治療を行い、精神科教授、神経内科専門医、脳外科経験を生かした臨床工学技士チームで「日本人に合わせた最先端のTMS治療」を提供している。

2020年5月 東京・恵比寿にTMS治療専門クリニックである東京TMS（Tokyo total Mental Stress Clinic）クリニックを開院。

社会に必要な医療サービスを普及するため、ビジネスモデルを医療に組み込んだクリニックをつくるとともに、産業医、心療内科医、MBAの視点からビジネスマン、ビジネスウーマンを医療から支えている。

アチーブメント出版
[twitter] **@achibook**
[Instagram] **achievementpublishing**
[facebook] **https://www.facebook.com/achibook**

眠る投資 ハーバードが教える世界最高の睡眠法

2020年（令和2年）10月2日　第1刷発行

著者	田中奏多
発行者	塚本晴久
発行所	アチーブメント出版株式会社 〒141-0031 東京都品川区西五反田2-19-2 荒久ビル4F TEL 03-5719-5503／FAX 03-5719-5513 http://www.achibook.co.jp

装丁・本文デザイン	田中俊輔（PAGES）
イラスト	熊アート
レシピ調理・撮影	スタジオキャドル株式会社
カバー写真	©iStockphoto.com/bowie15
校正	株式会社ぷれす
印刷・製本	株式会社光邦

ISBN 978-4-86643-081-2

食べる投資
ハーバードが教える世界最高の食事術

満尾 正 著

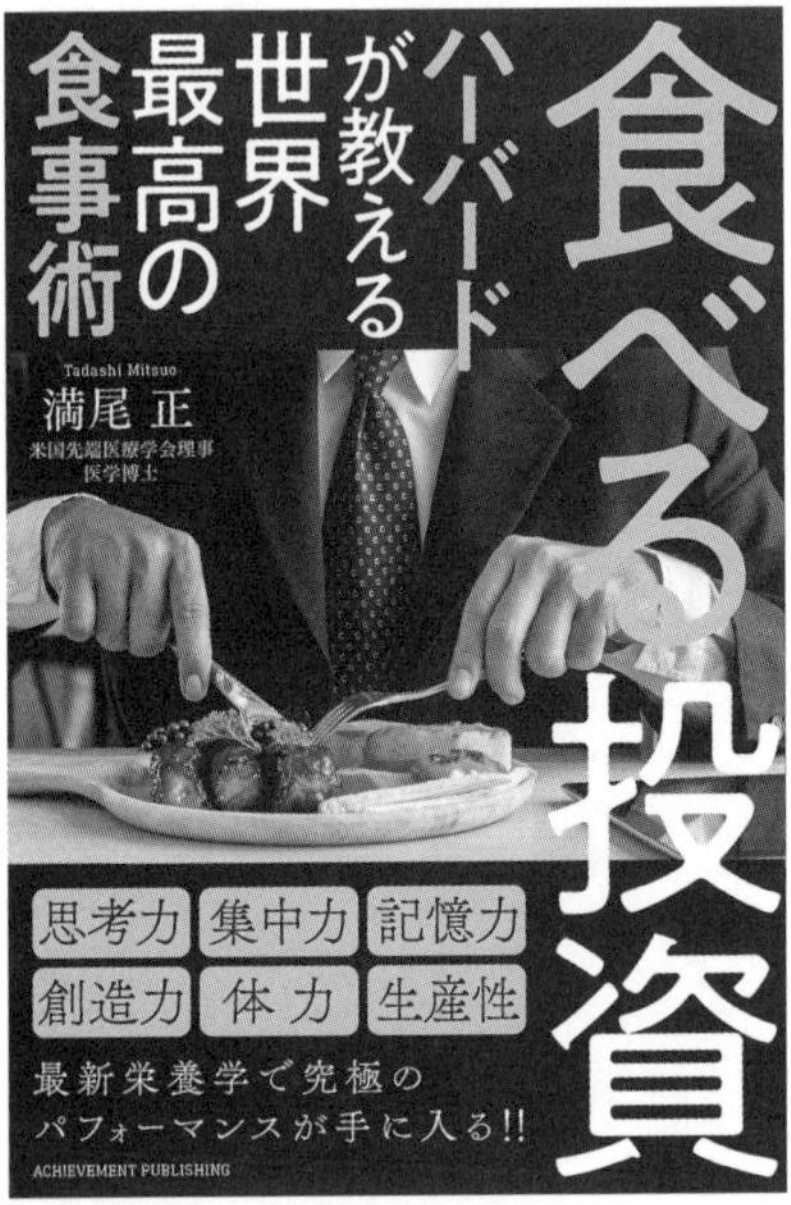

9万部突破

本当に正しい最新の栄養学をもとにした「食事という投資」で、ストレスに負けない精神力、常に冴えわたっている思考力、不調、痛み、病気と無縁の健康な体という最高のリターンを得る方法。

ハーバードで栄養学を研究し、日本初のアンチエイジング専門クリニックを開設した医師が教えるハイパフォーマンスを実現する食事術

ISBN:978-4-86643-062-1
四六判・並製本・200頁
本体1350円+税